U0293708

李国华 著

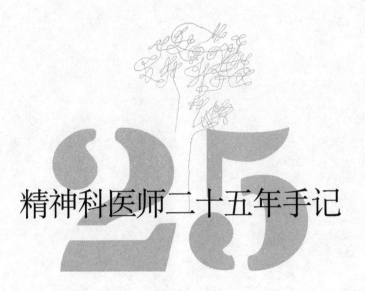

精神科医师二十五年手记

文汇出版社

前言

我 1970 年从医学院毕业，在职业生涯中有二十五年是从事精神科临床工作。

至今犹记，第一次走进精神病院，看到那一道道紧锁的大门，我是那么紧张、恐惧；看到病人呆滞的目光和毫无表情的面孔，又是那么难受。后来我才知道，不论护士，还是医生，刚来时大部分都有这样的感受。

打开了那一把把大锁后，我渐渐了解了这些病人。

病情稳定时，他们和蔼可亲，发病时，完全变了个人，他们大声骂人，甚至动手打人。记得有个病人说，医生贪污了她的美元，动员几个病人一起拉住医生，硬要医生还钱。

尽管如此，我和我的同事们都毫无怨言。

护理部对病人的生活更是关心备至。每当季节更替，负责管理的护士就会贴一个通知，希望大家把自己多余的衣服捐出来，给一些贫困的病人。

我们清醒地认识到，选择了这份事业，我们的喜怒哀乐就将和这些病人紧紧地联系在一起。我们尽心尽力地为他们治疗，给予药物治疗，也给予心理治疗，尽管我们不能彻底治愈他们的疾病，但希望尽可能地减少疾病对他们的摧残。

很多病人在青少年时期发病。他们曾经诚实听话，成绩优异，能歌善舞，发病以后，一切都变了。欢笑消失了，梦想也消失了。疾病摧毁了他们的身心，给他们的家庭带来了沉重的经济负担和思想负担。

由于精神科常识的匮乏、社会的偏见，很多病人在疾病早期没有得到及时治疗，到医院时，往往已发病一两年。

比如，有一个曾经沉稳温和的人，渐渐地，动辄发脾气，骂人。有时，几个邻居唠家常，他却说，听到他们在说他偷了单位的东西。家属认为他有疑心病，偶尔发点脾气没什么关系。家属没有认识到，性格的改变，以及幻听、妄想，就是精神病的早期症状。

即便在知道亲人可能患有精神疾病后，也有人不去就医，因为担心邻居朋友歧视，只是找些非专业的医生看看，随便吃点药。如此治疗，结果可想而知。

这些正是促发我写这本书的原因。

长期的临床工作，给了我很多经验和体会，让我得以写下这一个个小故事。

根据这些小故事的主人公所患的病，本书分为三章："精神分裂症"、"抑郁症"和"焦虑症"。——在我供职的医院，患精神分裂症的病人最多，占到百分之九十五以上。

通过这些故事，人们可以对精神疾病有一个初步的、科学的了解。这对提高全社会对精神疾病的认知，以及治疗精神疾病，都非常有意义。精神疾病并不可怕，恰如常见的感冒，罹患精神疾病，就如心灵感冒了。多些了解，积极治疗，希望就不会消失。

本书的写作过程中，丈夫、儿子和同事们给了我大力的支持和帮助，在此向他们表示真诚的感谢。还要感谢本书的编辑、青年作家甫跃辉，是他时时督促、监督我写作。

我当上医生，更离不开父亲的鼓励和支持。

父亲曾参加中国远征军，在枪林弹雨中救助过无数伤员，曾参与抢救著名抗日将领戴安澜将军，曾任中国远征军驻印度第二休养院院长。父亲把他的一生献给了医学事业。

谨以此书，纪念我的父亲。

2014 年 3 月

目　录

第三章　焦虑症

第一章　精神分裂症

精神分裂是一种病因未明的精神疾病，多发于青壮年。常缓慢起病，具有思维、情感、行为等多方面的障碍，精神活动不协调。病人通常意识清晰，智能尚好，有的病人在疾病过程中可出现认知功能损害。自然病程多迁延，常反复加重或恶化，但部分病人可痊愈或基本痊愈。

在众多精神疾病中，精神分裂症属于重性精神病。它严重干扰了病人的思维、情感和行为。患者的生活和工作能力会受到影响，还会影响到周围人的正常生活。病人早期的诊断及治疗非常重要，但是，早期症状的识别是很困难的。

这类病人性格孤僻内向，不与周围人来往，导致病人在早期不易被发现。另外，当下的社会，人们对精神病人常常存有偏见，有人把会打人的病人称为武疯子，把带有性色彩的病人称为花痴。这些偏见也给病人及家属造成了很大压力，使得他们不愿让别人知道，往往延误了病人的及时治疗。基于以上种种原因，病人来到医院时，病情大多已经很严重了。

她有一种执著的爱

她叫小玉，中等个子，大眼睛，圆脸，不算非常漂亮，但也清秀大方。初中毕业后，她考上了一所职业学校。她喜欢学习，喜欢帮助人，喜欢做一些公益事业。在学校里，她很快入了共青团，并当上了团干部，她对班里团里的工作都很热心，还常参加学校里的演出，她会唱歌，会跳舞，参加学校的演讲比赛，得到了老师和同学们的好评。

毕业后，她分派到了学校所属的厂里工作。

到厂里工作后，她感到自己长大了，应该注意自己的形象了，她开始有意识地打扮自己，到理发店做了时尚的发型，夏天穿白色绣花衬衫，配上花裙子，有时配上黑裙子，脚穿白色凉皮鞋，看上去高雅，清新。她大方，充满活力，又乐于助人，很快得到了大家的好评。她被分在 3 号车间，做车工。车间主任安排了一个比她大几岁，比她早工作 4 年的男青年带她。他姓周，大家都叫他小周。小周 25 岁，矮矮的个子，弓腰驼背，讲话时低着头，从来不看她。小玉心想，年纪轻轻的，一点儿朝气也没有，就是一个小老头子，和他在一起工作真没劲。

开始工作的头几个月，他们没话讲，小周只是认真地教她，然后让她自己做。看到小玉错了，他会做给她看，告诉她要注意些什么。每天他们就这样一个教一个学，除了工作，他们之间无话可讲。

几个月后，团支部改选，小周当选为支部书记，小玉当选为支部委员，他们常在下班后一起商量团支部工作。团支部搞了全厂的演讲比赛，小周写好了演讲稿，小玉自告奋勇担任演讲员，小周一遍一遍帮小玉练习，甚至在语气的轻重缓急上都做示范。每天下班后，他们都要练习几遍，有时晚了，小周就送小玉回家。路上小周只是谈工作，谈演讲要注意的地方，每次把小玉送到弄堂口，他不放心，一定要小玉家里开门，看到小玉进了家门，他才回家。一次小玉已上了楼，往窗外看了一下，小周还没走，她把灯打开，此时，看到灯光，小周离开了。小玉心里一惊，原来他是这样一个做事细心又认真负责的人。

小周给小玉的印象渐渐变了，小周已不再是那个低头不语的小老头，他做事认真，对工作负责，对团支部工作热心。小玉感到他身上有一种吸引力，和他在一起任何事都不用担心。仿佛他是一棵大树，自己是一棵小草，他可以为自己挡遮雨。渐渐地，小玉喜欢和他在一起了，没看到他时感到心里空荡荡的，小玉明白自己爱上他了。

转眼小玉和小周成为师徒一年多了，小玉对小周的印象越来越好。小周身材不高，长相不好，在小玉看来已经不重要了，她认为只要人品好就行。可她发现，小周对她没有任何亲热的语言，更没有亲热的举止。他们下班后仍旧常在一起商量团支部工作，小周仍旧送她回家，一路上小玉讲着中学里的趣事、家里好笑的事，小周一言不发，只是静静地听着，偶尔才轻声笑笑。小玉想，小周肯定爱自己，他对自己工作上关心，生活上照顾，每次开会后不管刮风下雨，他都要送自己回家，这难道还不足以证明吗？

小玉生病了，卧床不起，小周来看她。小玉心想：我就知道他会来的，他肯定是爱我的，他只是不愿说罢了。小周安慰她，不要急，好好休息，病好了再来上班。小玉很感动，觉得小周就是自己的白马王子，她下定决心，一定要嫁给他，她想小周也一定是非她不娶的。

小玉病好后上班了，她天天盼着小周向她求婚，但小周一直没向她提起他们间的关系。她给小周带去水果和自己精心制作的菜肴，小周都拒绝了，要她留着自己吃。小周依然跟过去一样，只谈工作，不谈个人之事。小玉认为这是小周的风格，他不会表达，小玉有时给小周擦擦汗，给小周拉拉衣服，小周都不要，并说，别这样我们是同事，别人看见影响不好。尽管如此，小玉仍坚信小周是爱自己的，作为团支部书记，他注意自己的影响是可以理解的，只要他心中有我就可以了。

一次周末，小玉在逛街，突然看见了小周，正当她要前去跟小周打招呼时，她才发现旁边还有一个女孩，女孩很亲热的挽着小周的手臂，两人有说有笑。看到小玉后，小周笑着说，介绍一下，她叫小林，我们是邻居，又是同学，现在是我的女朋友。小玉心里很难过，眼泪在眼里打转，这是怎么回事？她脑子里一片空白，不相信这一切是真的，她低着头什么没说，一路小跑着回家。

小玉哭了很长时间，整夜没睡好。她想了很久，终于想明白了：这不是真的！小周从来没说过有女朋友，他不过是和我开个玩笑，也许他是在考验我，这说明他是真心实意地爱我。她问自己，怎么连这点都不明白呢？这人根本就不是他女朋友！

第二天上班，小玉又给小周带去了排骨和大虾，小周拒绝了，并告诉她，你身体不好，自己吃，以后不要带来了，我不喜欢吃这些。小玉想他不喜欢菜，我就带些水果吧，当她带去时，小周还是婉言拒绝了，小周除开工作，也从不谈自己的私事。尽管如此，小玉还是认为小周是爱自己的，他是不好意思表达，他没有亲热的举止，是他比较稳重。

下班时，成双成对的恋人从自己身边走过，有的手拉着手，有的依偎在一起，他们亲热的举动使小玉想到了小周：不知何时，我和小周也能像他们那样？小玉有时也感到困惑，但是，她又认为小周就是这种性格，既然爱他就要理解他。

一年多过去了，小玉认为他们相处得很好，应该找小周谈一次，把他们间的恋爱关系确定下来，这样，她也好和家里有个交待，省得父母和姐姐天天吵着要给自己介绍男朋友。

一天，她下班回家，家里坐着一个男青年。姐姐很高兴地告诉她，这是她同事小谢，人很忠厚老实，家境还可以，工人家庭出身，父母还在工作，有一个姐姐已经出嫁。小玉还没听完，就气呼呼地说，我还小，不想谈朋友，你们是不是嫌我在家里，想早点把我嫁出去？她把门砸上就跑了。

姐姐无奈地回到屋里，给同事打招呼，说我妹不懂事，以后我找她谈好，再请你来。姐姐送走了同事，把小玉大骂了一顿。小玉大哭大闹，说自己已经有男朋友了。姐姐说，你天天在家从不出去，不去约会，哪来什么男朋友？小玉认真地说，真的有男朋友了，他是我师傅，我们已经好了一年多了。那你哪天把他带回来，我们看看。小玉说，当然可以。

小玉认为这样拖下去不是办法，她必须找小周认真谈一次。周末，小玉下班时把两张电影票递给小周，今晚我们去看电影，我有许多话跟你说。小周说，不去了，我今晚还有事，说好了今天到女朋友家吃饭，你另外约一个同事去吧。小玉说，我要谈我们的事，家里要给我介绍男朋友，我想带你到我家让他们看看，并把我们的关系定下来，省得家里天天给我找男朋友。小周说，小玉，我已经有女朋友了，她是我的邻居，我们从小一起长大，从幼儿园到小学、中学，中学毕业后我们考上了不同的中专。我们青梅竹马，感情很好，正准备结婚。我一直把你当成一个好同事、好朋友，我是一个做事很认真的人，朋友关系、恋人关系分得很清楚。你想想，我们相处一年多来，我从来没向你谈起过我的私事，哪怕一言一语也没有过。你是个好女孩，热情，开朗，可以找一个自己喜欢的男朋友，找一个爱你的人，相信你一定能找到给你幸福的人。小周说完，急匆匆走了。

小玉呆呆地站在那里，她反问自己这是真的吗？他真的不爱我吗？我可是真心实意地爱他。小玉含着眼泪，她极力地控制着自己，一路小跑回到了家。回家后小玉哭得很伤心，她千百遍地问自己，他怎么会有女朋友呢？他爱她吗？晚上，小玉无法入睡，脑子里很乱，脑海里漂浮着他的身影、他的微笑，以及他们在一起的往事。

小玉决定不理睬小周，尽量疏远他，可是，没过三天，小玉就做不到了，上班时一看到小周，心里的爱情之火便油然而生。小玉想，小周有女朋友，他一定很无奈，也许只是因为她是邻居，是同学，是父母喜欢的人。小玉仍然相信小周是爱他的。

小玉开始失眠，每晚只能睡一两个小时，入睡困难，眼前总是晃动着小周的身影，还有他和那个女孩亲热的样子，想到这些小玉就很难过。但是，小玉是很自信的，认为自己长得比那女孩漂亮，自己在他心中占有很重的分量。对那女孩，小周只不过是逢场作戏罢了。有了这一精神支柱，小玉仍然坚持上班。可是，晚上睡不好，白天没精神，上班时思想不能集中。大脑仿佛不受自己控制，有时一片空白，有时会浮现他的身影，耳边会听到有许多人在讲话，他们议论纷纷，有人说，小周是爱你的，那女孩只是他的邻居，是同学，但没有恋爱关系，你才是他的女朋友。讲话的声音时多时少，有时他们还争吵得很厉害，小玉听了这些话后，信以为真。小玉头昏，头胀，精神恍惚，上班时该做什么也不知道，她想休息几天，她到医医院看病，医生说，她是神经衰弱，休息几天就会好的。

小玉请了三天病假，没去上班，师傅小周来看他了。小周并不知道所发生的一切，他安慰小玉，好好休息，病好了，早点来上班，还给小玉买了她喜欢吃的苹果。小周的到来，使小玉感到万分惊喜，这说明了自己在小周心中的位置，她更坚定地认为小周是爱自己的。三天过去了，小玉的病不但没好，反而越来越重了，无人时听到许多人在讲话，跟真人讲话一样。有时听到有人在叫自己，出去看，又看不到人。

小玉脑子里很乱，精神状态很差，她不能上班了。小玉在家里哭泣。母亲患有精神病，自己就糊里糊涂，不可能去关心照顾小玉，家里的事全靠父亲操持。几天来，父亲看到小玉在哭，在父亲的一再追问下，小玉把自己的事告诉了父亲，父亲听了很高兴，女儿长大了，有男朋友了，这是好事啊。你哭什么呢？小玉说，他有一个邻居盯住他不放，他虽然喜欢我，但是，家里要他和那个女孩结婚，他很无奈，而我又放不下他，我爱他，我离不开他，我今生今世非他不嫁。父亲说，你们谈多久了？小玉说，从进厂到现在，一年多了，我们相处得很好，感情很深。父亲说，等我去找他谈谈，如果你们真的感情很深，我同意你们结婚，有什么困难，我来解决，家里有房子，可以给你们一间住。

为了解决女儿的心病，父亲到厂里找到了小周，把小玉的情况说了。小周听完，很吃惊，他说，我是她的师傅，教她干活，关心她是应该的，我们在一起讨论团内工作，晚了，我负责送她回家。我们相处一年多，我始终把她当成同事，当成小妹妹看待，我从来没有其他想法。我们没有过一次私下约会，也从来没有和她谈过个人的私事。有一次，她曾谈起过，希望把我们的关系定下来，我告诉她，我们是同事，希望她好好找一个爱自己的人。而且，我告诉她，我有女朋友，我们是从小一起长大的，我们正准备结婚。父亲听完后终于明白了，这是小玉在单相思，只好回去好好安慰她，尽快给她介绍男朋友。

父亲回来后把情况告诉了小玉，小玉不相信这是真的，她相信小周是爱自己的，小周一定有难言的苦衷，也许是这个女孩不肯放他，也许是家里施加了压力。不管怎么说，小玉都坚信，小周是爱自己的。小玉整天哭泣，父亲姐姐的劝说都无济于事。

小玉的病情逐步加重。晚上，小玉无法入睡，已是深夜了，小玉听到小周的声音，小周说，我爱你。她感到小周就睡在她身边，她躺在小周的怀里，小周搂抱着她，亲吻着她的嘴唇，她甚至感到小周在亲吻她时是那么火热，那么有力。小周边抚摸她，边解开她的内衣，她听到小周说，我们快要结婚了，今晚，我们就开始夫妻生活。小玉很兴奋，她很乐意地接受了，她感到小周的生殖器在插入自己的阴道里，她有了一种奇妙的快感。小玉认为，小周深夜来到自己身边，而且发生了性关系，这一切都说明了小周是多么爱自己。

第二天一早，小玉找到父亲，说昨晚小周来过了，他在我这里过了一夜。天亮前他走了，我们还没结婚，怕影响不好，他赶回去上班去了。父亲说，这是不可能的，昨晚，我把大门锁上了；他怎么进来，他还能飞檐走壁？你一定是做梦了。父亲说，日有所思，夜有所梦，这可以理解。父亲没把小玉的话当回事，小玉急了，她只好把昨晚发生的事全盘托出：本来不想讲，可是，你不信，他真的来过了，我们睡在一起，还做了那个事。这下，你不会认为我是在做梦了吧？父亲越听越感到莫名其妙，他感到女儿有问题了，他和小周接触过，他认为小周并不爱自己的女儿，更不可能来家里和小玉发生关系。

父亲叫来小玉的姐姐和哥哥，大家商量了一下，都认为小玉不正常了，应该去看病，但他们又担心，一旦进了精神病院，戴上了精神病的帽子，小玉的一生都将受到影响，将来恋爱、结婚、工作都会有麻烦。最终，他们决定暂时不去医院，托朋友请了一位精神科医生。医生看后说，这是一种精神疾病，在门诊看看，吃几天药是不行的，必须到医院做正规的治疗，她的病已经有一年多时间了，你们没有引起重视，拖的时间越长，治疗效果越差，病情逐步发展，将来对她生活、工作都有影响。他们要求医生给配点药，医生拒绝了，因为这些药都必须在医生指导下服用，再说，吃几天药，对她的病是无济于事的。

看到小玉成天精神恍惚，胡思乱想，胡言乱语，家人很着急。父亲决定跟小玉谈一下，父亲说，你近来睡眠很差，晚上做梦，讲话不着边际，我们感觉你有些不正常，想带你到精神科看看。小玉一听，大发脾气，我根本就没病，我看是你们不正常，凭什么让我去看精神科？要去你们去，我死也不去。你们要是嫌我在家里烦，我就搬到厂里去住。父亲一看要让她自愿去看病是不可能的，得想办法。他和小玉的哥哥姐姐商量，决定还是听医生的话，及早治疗。第二天一早，哥哥强行拉住小玉，其他人叫出租车。小玉又哭又吵，拼命挣扎，但都没用，家里人都不站在她这一边。实在无法，她想，就顺其自然吧。

小玉被家里人强行送入某区精神卫生中心。在小玉的印象里，精神病人应该是糊里糊涂的，他们打人、骂人，自己很正常，从来没有什么不轨行为，为什么家人要把自己送进来？她想不明白。她怀疑父亲年纪大了，脑子出现了问题，而姐姐和哥哥又一向很顺从父亲。

第一次入院

第一周：

小玉由王丛沫医生接收。王医生三十多岁，从事精神科临床工作已有十几年，工作认真、负责，经验丰富，同时很有爱心。

入院第一天，小玉情绪上非常抵触，板着面孔，任凭王医生怎么说，她都不予理睬。小玉心想，家里人认为我有病，是因为他们不懂科学，你们是医生，我有没有病，你们应该很清楚啊！有一种可能，就是家里已经和你们串通好了，你们才把我打成精神病人。我像精神病人吗?！小玉用沉默对抗着。王医生明白了小玉的心思，僵持下去没有什么意义。通过跟家属的聊天，王医生对小玉的病情已经成竹在胸了。

于是，王医生说，小玉，你已经很多天没睡好，精神状态很差。你好好休息几天，等睡眠好了，你意愿谈了，我们再谈。只要你想找我谈，什么时候都可以。

入院头几天，小玉看病房里的人，大多都没什么病，只有个别人，有时哼小调，或是对着窗外大声讲话。病人甲说，我没病，和单位有矛盾，他们说我有病把我送来了。病人乙说，送医院要家属同意的，你家里人怎么会同意呢？甲说，家里人不懂，被医生一吓唬就同意了。小玉听了觉得很有道理，自己虽然和家里没有矛盾，但是，他们不懂科学，糊里糊涂就把自己送来了。这些病人告诉她，到这里要老老实实的，否则医生给你加药，打针，再不老实，就给你上电疗，还说，某某病人不听话，不吃药，住了好几年都没出去。小玉听了很紧张，看这样子还得老实点，否则自己将来怎么办，小周会等自己吗？

吃药时间到了，病人排着队由医生护士监督吃药。小玉认为自己没病不需要吃药，她找了王医生，王医生说，你睡眠不好，先吃点药，改善睡眠。王医生不再和她讲什么，小玉知道，没有办法了，只好把药吃了。

表面上王医生好像只管其他病人，并不关心她，实际上，王医生一直在观察她。吃饭时，王医生会告诉她，你身体很差，要多吃点。

这天晚上，小玉吃了药，很快就睡了，到十点钟左右，她好像听到有人在叫自己，仔细一听，果然是小周。小玉激动万分，一定是小周没看到自己去上班，找到医院里了。小玉立马起床，跑到窗边。是他，是他，他在叫我，小玉飞奔到护士办公室，你们能给我去开门吗？我男朋友来看我了，让我们见一面行吗？护士说，不行，医院有规定，晚上不能会客。护士们又说，我们俩都没听到声音，哪来的人？赶快睡觉去，不要影响其他病人休息。

小玉回到床上，再也睡不着了，脑海里放电影似的，出现了小周的微笑，小周手把手教自己干活，小周和自己讨论团支部工作，小周和她走在回家的小路上……这时，有很多人在讲话，有同事说，小周爱小玉，他们情投意合，为什么不成全他们，反而把小玉打成精神病人？某领导说，小周是爱小玉的，这是真的。他们议论纷纷，有的同情，有的气愤。

小玉入院后，做了必须的检查，B超、心电图、脑电图、化验，王医生又给小玉做了详细的体格检查，排除了其他躯体疾病的可能。

第二天，早晨会交班时值班护士汇报了小玉昨晚的情况，王医生除病史外，了解了小玉的真实情况。对小玉开始了正规的药物治疗。

小玉对吃药很反感，又不敢不吃。小玉最怕的是医生不让她出院，想来想去，她决定既来之则安之。她想，表现好些，医生会让她早点出院。

病房里的生活并不单调。负责管理病人的护士小叶，每天和病人一起唱歌跳舞。她把病人的生活安排得井井有条，六点半早餐，七点半早操，八点读报，八点二十分以后医生查房和治疗。下午是临时活动，有的喜欢看书，有的喜欢下象棋，有的喜欢在一起聊天。节假日，还安排球类比赛、拔河比赛、歌舞比赛、歌舞表演。小玉性格比较开朗，喜欢唱歌跳舞，对这样的生活适应很快。

医生护士对小玉很关心，王医生每天查房，都跟小玉谈心。小玉愿意谈什么就谈什么，王医生没有要求她说出自己的隐私。小玉不愿提及关于她和小周的事，讲了别人也不可能理解。小玉感到王医生很尊重自己，渐渐觉得他很可亲、可信，小玉想，如果我谈出来，她能理解我吗？

第二周：

小玉虽然已经适应生活环境，可是，她心里很着急，不知道要住多少天。尽管医生护士对她很好，她还是不信任他们，如果把自己的事告诉他们，他们会帮我吗？如果他们相信家里说的话，真把我当成神精病长期住下去，怎么办？

吃了一周药，小玉已经有反应，头昏，头痛，流口水，脖子有点僵硬，总之浑身不舒服。睡眠是明显好转了，晚上仍然听到许多人在谈论自己和小周的事，可是，听着听着就睡着了。睡眠改善后，小玉吃得多了，精神状态好多了。

一天，小玉站在窗边，又听到小周在外面叫自己的名字，听到许多人在谈论自己和小周的事。这时王医生来到了她身边，问小玉，在想什么呢？看到王医生亲切和蔼的态度，小玉说，我男朋友在外面叫我，我很想出去看看他。王医生心里很清楚，这是小玉的幻听，为了缓解小玉的焦虑情绪，王医生说，我正好要去门口拿信件，你跟我一起去吧。小玉跟着王医生来到门房间，小玉在门口转了好几圈，又到窗边去看了看，根本就没有小周的人影，这是怎么回事？王医生说，你看到男朋友了吗？小玉摇摇头，心里有些疑惑，说，先前明明听到他在叫我，才几分钟就不见人了。王医生说，我们在这里休息一下再回去。这样，又让小玉等了十多分钟，小玉东张西望，还是没有看到小周的人影。她和王医生只好回病房。

小玉原先对医生护士都有所怀疑，自己根本没病，他们却要把自己关进医院，是否家里和他们串通了？他们有什么目的？观察了两周，又觉得看起来不像，他们对所有病人都很好，对小玉不肯提及的隐私也从不过问。小玉的抵触情绪逐渐缓解了。

一天，一位老年病人几天没解大便，医生先给他吃药，大便还是不通，又给他灌肠，还是没有用，医生检查后说他大便已经结块，摸上去很硬，灌肠也没用。这时，护士小徐，什么话没说，拿来一双手套，用手给病人抠大便。大便结块很硬，无法取出，她就用手把它捏成小块，然后一块一块拿出来，又臭又脏，她都不在乎。这一切，小玉看在眼里，她难以想象，平时穿着时髦，打扮漂亮，爱干净、爱整洁的小徐，竟然会给病人抠大便。

病房里的护士是一群活泼、可爱的小姑娘，她们爱整洁，喜欢打扮，很多都是独生子女，平时很娇气，可是，一旦工作起来，就完全不一样了，给病人铺床、发药、打针、做各种治疗，给卧床病人喂饭、擦身、换尿垫，还给他们作按摩。小玉看在眼里，觉得她们不至于会害自己。

小玉对医生护士的看法开始改变了。一天，她决定找王医生好好谈谈，她要把自己的心里话告诉她，希望她能理解她，同情她，让她早点出院。她说，自己进厂后，就和师傅小周在一起工作，小周对她非常关心，她渐渐爱上了小周，小周也爱上了自己。突然，出现了第三者。小周家里给小周施加了压力，要小周和这个女孩结婚，小周没有办法，但是小周肯定是爱自己的。王医生问她，小周向你表白过吗？小玉说这是没有，不过她认为，真正的爱是无须表白的，他们在一起时，心灵是相通的，大家心里都很明白，还用说吗？这就是此时无声胜有声。

小玉说，自从那女孩出现，小周迫于家里压力，他们很少来往了。但小周很爱自己，会尽量想法来看自己，有时听到他说他爱我，要跟我结婚，某某首长也说，要我们结婚。王医生问，当时你听到声音，看到人吗？小玉说没有，但确实是他们的声音，特别是某首长的声音跟他平时讲话一模一样。

王医生明白，小玉幻听很严重，幻听的内容很丰富。药量在逐步增加，这使小玉有些反感，因为药量大了，反应加重，人更加难受。小玉找到王医生，说，我那么信任你，你却不相信我，认为我讲的不是事实，还是认为我有病给加药量。王医生说，你信任我，我会对你负责，对你的家人负责，既然住院了，就应该好好治疗，争取早点出院。有点药物反应不要紧，我会处理的，放心吧。王医生给小玉加了一点解除药物反应的药，果然，小玉难受的感觉明显缓解了。

第二天查房时，小玉说，王医生，你还是不相信我讲的。实际上，没进来前，小周晚上常到我房间里来，他就睡在我身边，我们有非常亲热的行为，还发生了性关系。父亲怕影响不好，才把我送进来。其实，王医生早已听她父亲谈过这些事，但今天是小玉自己讲出来，还是有所不同——一般情况下，女孩子是不肯暴露自己的隐私的，这说明小玉对自己的信任。病人对医生信任、对治疗配合，是治疗成功的关键。王医生很高兴，她看到了小玉康复的希望。

第三周：

小玉已经适应病房生活，融入了病人群体，她和病人一起唱歌跳舞、做游戏。小玉会主动帮助别人，看到年纪大走路不便的人，她会去扶一下，帮他们打洗脸水，送碗筷。渐渐地，病人都很喜欢她，医生护士也很喜欢她。

小玉的睡眠已经明显改善了，每天可以睡七八个小时，有时早上叫起床的时候还起不来，但入睡仍有些困难，睡不着时想得特别多，有时还能听到小周的声音，他总是轻声细语地重复着我爱你。也能听到其他同事谈论自己和小周的事，只是声音轻了，也没有以前那么多了。

这些天，小玉的抵触情绪消除了。现在她很喜欢和医生护士谈心，她看到小徐穿了一件很漂亮的连衫裙，她很喜欢，她说，等出院要去买一件。小徐说，你喜欢吗？不用买了，我明天带来送给你。第二天，小徐果真把衣服送给她，衣服洗干净了，烫得平整。小玉不好意思，坚持不要，小徐说，没关系，你没有时间买，我刚买的，只要你喜欢，我就很高兴，其他医生护士说，她成心送，你就收下吧。小玉和医生护士的关系已经很好了。

第四周：

　　住院快一个月了，小玉的睡眠明显好转，很少听到别人在耳边讲话，小周的声音也听不到了。她很想念小周，不知他和那女孩的关系解除没，小周什么时候向自己求婚呢？小玉有时还真想听听小周的声音，哪怕只是一言一语。

　　王医生查房时问她，刚住院那几天小周晚上来过？小玉很惊奇，你怎么知道？小玉说，现在不来了，医院不让进来。王医生知道小玉曾有过性器官的触幻觉，这种触幻觉让她感到自己在和小周发生性关系，现在这幻觉已经消失了，王医生很欣慰，小玉的病好得很快。

第五周：

　　小玉在病房里很活跃，她常帮年老体弱的病人做些力所能及的事，看到护士们忙不过来时，她会充当护士的助理，病人们都很喜欢她，医生护士也很喜欢她。这时病房里大组长出院了，需要选一个新的大组长，病人们一致选她，他很高兴地担任了这个职务。

　　小玉的病情又有了进一步好转。查房时，她告诉王医生，过去总听到很多人在讲话，声音很大很吵，声音出现时，心里很烦，不能入睡，还听到小周讲话，现在基本听不到了。我睡得可好了，早上还不想起来呢。王医生笑着说，连小周的声音也听不到了？小玉说，我出去再去看他。

第六周：

　　小玉的病情在逐步好转，幻听基本消失，触幻觉也已消失，现在最关键的是她存在的"被钟情妄想"。妄想，是一种客观上不存在，而病人又坚信不疑的想法，这是一种病态的信念，病人坚信不疑，不能以其文化水平及社会背景来解释，也不能通过外人摆事实讲道理来说服。小玉认为小周一直很爱他，而据其父亲讲，他曾去了解过，根本就没这回事，小周早就有女朋友，他们正准备结婚。他和小玉是师傅和徒弟的关系，从未约会过，怎么会是男女朋友呢？

小玉的妄想和现实生活有着千丝万缕的联系，为了下一步的治疗，王医生认为有必要到小玉厂里了解一下，也想找小周谈谈。

王医生来到厂里，说明来意，办公室的人热情地接待了她。据他们介绍，小周早就有女友了，而小玉刚分到车间里一年，小周到厂里已经六年多，小周是老实本分的人，他不会谈三角恋爱。再说，同时谈两个女友，凭着我们对他的了解，他还没这能力。他们叫来了小周，王医生一看，愣住了，这是一个其貌不扬、个子矮小的小老头，说实话，他长得比小玉差多了。小周说，他教她干活，开会晚了送过她回家，但从来没和她谈过私事。前不久，小玉找过他，他已经很明白地告诉她，自己有女友，而且准备结婚了。

第七周：

住院一个半月，小玉的精神症状有明显好转，幻听全都消失，触幻觉也消失了。

可小玉的思维障碍始终没有改变，钟情妄想非常顽固。她把点滴的生活琐事联在一起，用以说明小周对她的真爱，其实这些生活小事是很一般的，说明不了什么。有时王医生也旁敲侧击地给她讲一些古往今来的爱情故事，提示她爱情是相互的，不能强人所难，应该找一个自己爱且爱自己的人。但小玉仍坚持己见。他现在不能来看我，是因为家里给他施加了压力，家里要他娶那个女孩，单位里也给了压力，他实在无法摆脱，我知道他心里是爱我的，我非他不嫁，他非我不娶。王医生说，这话他对你说过吗？小玉说，没有，我们心里都很明白，根本用不着用语言来表达。主管护士也常与她谈心，但她的信念无法改变。

药物剂量已经达到治疗量，小玉其他症状已经缓解，可是妄想始终没有动摇，该怎么办呢？继续加大药量对她来说没什么意义，药量大，副作用大，只会让她反感，会让已经建立起来的良好医患关系受到影响，对治疗不利。

第八周：

王医生决定在主任查房时提出，将小玉的病情作为病例讨论，听听其他医生的意见，探讨最佳的治疗案。

在讨论会上，大家提出很多治疗方案。大致有三种：一，继续加大药物治疗量，可以用到最高治疗量，副反应大，可以使用解除副反应的药物。达到最高治疗量时，观察一段时间，如果仍然无效，采用合并用药。二，更换药物，原用药物虽然是一个经典的抗精神病药物，但是目前新药比较多，可选择对消除妄想更好的药物。当然新药价钱比较高，要考虑病人的经济状况。三，原用药物效果还好，就妄想症尚未改变，适当增加剂量，合并心理治疗。最后，主任意见，该病人的药量已达到治疗量，还应该继续观察一段时间，因为病人在治疗量的时间还不多，建议合并心理治疗。

这一周，王医生对小玉采用了药物合并心理治疗。

对精神分裂症病人，药物治疗是很重要的，而且是必须的。小玉的治疗虽然已经取得一定疗效，但是，小玉一直否认自己有病，让小玉认识自己所患疾病的性质，对小玉来说是非常关键的。

到目前为止，小玉并不认为自己有病，她承认自己神经衰弱，睡眠不好，至于谈到对小周的爱，她始终认为小周是爱自己的。

心理治疗的方法有多种，每一种治疗方法都是针对特定的心理障碍而制定的。随着社会的发展，科学的进步，人们的健康观念也开始改变，心理疾病逐步被人们所认知所重视，很多有心理疾病的人，开始正视自己的心理疾病，并主动就诊。精神科医生也都积极地学习心理学，并把它运用于临床实践。

针对小玉的病情，王医生决定采用一般性的、支持性心理治疗，给病人以安慰，解释，鼓励。小玉对王医生的信任，良好的医患关系是此种治疗的有利条件。

每三天，王医生查房后，与小玉谈话一小时，并要求小玉写一份周记。谈话的内容，一是介绍精神分裂症有哪些表现，什么是幻听，什么是妄想；二是患了精神分裂症应该怎么办；三是康复治疗的重要性。

刚开始时，小玉一听自己是精神分裂症，根本就不能接受，她大吵大闹，称自己是神经衰弱，没有精神病。谈恋爱就是精神分裂症，谁还敢谈恋爱呢？王医生并不与她争辩，而是给她讲了一个故事。

这是发生在病房里的真实故事。某郊区农村有一家人，本来这个家庭是很平静的，可是主人三年前渐渐行为怪异，常有自言自语，有时自己一个人对着门外、对着窗外大声吼叫、骂人。家人开始都认为，老人年纪大了，变得怪了，儿子也说老头子大概是到更年期了，并未引起重视。随着时间的推移，老人的病情逐渐加重，常无故谩骂妻子，终于有一天，妻子坐在院子里洗衣服，老人耳边听到有人在说，妻子是坏人，在外面轧姘头，砍死她，快砍死她！老人听了，怒火中烧，他毫不犹豫地，从门后拿出了一把斧头，冲向妻子。此时，妻子正背对老人，毫无防备，老人连砍三斧头，妻子头破血流倒地而死。警察赶到后，认为老人并无作案动机，经过调查取证后，怀疑他有精神病，随即送往精神卫生中心。在精神卫生中心他被诊断为精神分裂症，作案时，他出现了幻听。幻听就是在没有人说话的情况下听到讲话声，此时病人已无法分辨真假，老人听到的声音属于命令性幻听，声音命令他去砍死妻子，他信以为真，于是就砍死了妻子。

老人住院后，经过治疗病情好转。住院期间三个儿子常来看他。病好后，他心里非常后悔。他说，你们要是早点送我去治疗，就不会发生惨案了，我生病了，自己不知道，可是你们应该知道我不正常，早点给我治疗多好啊。现在，一切都没法弥补了。经过两个多月的治疗，老人的病基本好了。医院也同意他回家作康复治疗。但是，三个儿子都很害怕，大家都要上班，家里无人对他进行看护和监管，万一他再出现幻听闯祸怎么办？大家认为在医院里有医生、护士监管比较安全，回家后他一旦停药，随时都有复发的危险，后果很难预测，于是三个儿子都认为他还是住院比较安全。

王医生告诉小玉，你以前一直听到有人在议论你和小周的事，听到小周在窗外叫你，其实你当时并没有看到人，我值班时也曾带你到外边看过，你看到小周吗？小玉摇摇头。这就是幻听。现在，你还能听到声音吗？小玉说入院后一个多月就听不到了。你可以回忆一下，入院后，声音是怎么消失的。小玉说一点点消失的，声音由大到小，最后变得模糊了，后来就听不到了。王医生说，这就是你吃药治疗的结果。小玉没有表态，王医生让她好好想一想。

这周，小玉交来了一份治疗周记。

这一周，与王医生的交谈，使我学到了许多知识，知道了什么是幻听以及幻听的危害性。王医生讲了一个真实的故事，使我明白了治疗的必要性和重要性，故事中的病人在发病时不能控制自己，他的行为完全受幻听支配，砍死了妻子，造成了不可弥补的后果，真的是家破人亡。病人在病情好转之后非常后悔，他深切体会到，如果家人能早点发现自己的病，及时治疗，惨案就不会发生。

过去耳边一直听到有人说话，但是没看到人，没想过为什么，脑子里很糊涂，现在我明白了，这就是幻听。

第九周：

本周的治疗目的是认识什么是触幻觉，让病人认识到自己曾经有过的感觉是病态的。

触幻觉，就是病人在没有人或物触摸时产生的一种被触摸的感觉。小玉入院前曾有过这种触幻觉，她多次感到小周夜晚来到她身边，他们有过非常亲热的行为，小周抚摸过她的乳房，亲吻过她的嘴唇，他们发生了性关系。她父亲也就是因为此事才认为她有病。

王医生问小玉，现在夜晚他还来吗？小玉说住院后就没来过了。王医生要小玉好好想一想。

周末，小玉告诉王医生，她有些明白了。说实话，当时我真的有这感觉。尽管家里人都说不可能，但是，我心里认为是真的。现在想想，是不太可能，父亲是老顽固，绝对不允许女儿有这种行为，当时自己糊里糊涂好像觉得小周在自己身边，然后就发生了以后的事。这么说，还是我的幻觉，王医生说，你自己再想想，过几天告诉我。

第十周：

小玉住院已经两个多月了，大多数症状已经好转，幻听消失，触幻觉消失。并且，小玉对这些病态能有所认识，可是，最困难的是怎么能让她明白，她单恋小周已超出了正常范围，并且把一些不合情理的观点强加于人，在一定程度上干扰了别人的生活。

一天，小玉的父亲来到医院，悄悄地告诉王医生，小周上周末已经结婚了，他怕小玉受不了这一打击，希望医生能帮她渡过这个难关。

王医生把这一消息告诉小玉，看她有什么反应。小玉听了不以为然，他早就告诉我他要结婚，他家里给他压力，他是出于无奈，不过我相信他是爱我的，我愿意等他，等他离婚后我们再结婚。

王医生听了心里很着急，怎么才能让她明白小周爱的不是她？王医生要她思考三个问题，第一，你们在一起时发生过事能说明他是最爱你？第二，你们之间是否有过山盟海誓，他向你求过婚吗？第三，你怎么知道他家里有压力？

这一周，小玉交了一份周记。

我深深地爱着小周，开始我并不喜欢他，觉得他像个小老头，随着时间的推移，我发现小周身上有很多优点，心地善良，乐于助人，稳重大方。有很多事可以说明小周是爱我的。记得最深刻的是，第一次开会，会后已经很晚了，天很冷，我们边走边说，小周一直把我送到家门口，大门开了，他看着我进了门才离开，这让我很感动。他如果不爱我，怎么做得到呢？我们在一起多是谈工作，要么就是商量团支部工作，没有谈过私人感情，我们连拉手都没有过。他从来没有表示过爱我，这是他性格决定的，我不怪他。厂里男女青年谈朋友的很多，下夜班时路上走着一对对的，他们时而会停下热烈地亲吻着，我们从来没有，我也希望他能像其他男孩一样，拥抱我，亲吻我，我曾经主动过，可是他拒绝了，而且告诉我，他有女朋友了，不能这样。他从没有向我求婚。他爱我，可是又拒绝我，我想这是来自家庭的压力。

晚上，周围病友都劝她，说，你长得漂亮，早点出院，可以去找个好一点的男朋友，何必在一棵树上吊死呢？小玉心里还是想着小周，可是眼前的事实又让她不知怎么办好。

父亲来院看望，说，你的病基本好了，就是这个问题还没解决，如果你愿意结婚，我们给你介绍，你结婚了，我也就放心，你同意找男朋友，我就带你出院。小玉想了好几天，她想还是先出院再说，她找王医生谈了几次，她表示，小周真的结婚了，她就死心了，她会重新考虑自己的事。

这时小玉住院已经快三个月了，除妄想没消除，其他都已经好转。王医生认为小玉住院时间长了，对她重返工作岗位、适应院外生活都不利，决定让小玉出院试试看。

就这样，小玉出院了。

小玉出院后休息了一个月。这段时间她心情很好，住院受到许多约束，回家自由多了。她每天按时吃药，多数时间在家看书，看电视。父亲和姐姐则忙着给她介绍男朋友，先后看了好几个，她都不满意，不是年纪大，就是长相差，不是太胖，就是太瘦。姐姐很生气，说，我看谁都比小周好，我总算明白了情人眼里出西施的道理。

小玉上班了，来到车间里，看到小周在干活，小玉立刻过去帮忙，小周说，你都康复了吗？小玉说，我这不是很好吗？小周说，我上周末结婚了，因为你住院不方便，没有请你。不好意思，等你结婚时我一定会去祝福。小玉看到小周还是那老气横秋的小老头样，可是，不知为什么，小玉看到他时，心里非常激动，就是爱他，此时，她把王医生的话全忘了，她心想，他就是我的，怎么能让别人抢走呢？小玉来到小周身边，轻声说，下班后，我们一起走，你送我回家。小周从抽屉里拿了两袋糖，递给了小玉，并说，我不能送你，爱人在家等我呢。我们是师徒关系，是朋友，但不是恋人，希望你能找到一个理想的伴侣，好好生活。下班铃响了，小周马上就回家了。

小玉想大家都说小周结婚了，小周也说自己结婚了，是真是假要搞清楚，小玉决定到他家里看一看。周末，在小周不知情的情况下，她悄悄来到小周家，小周的爱人听说是徒弟来访，很高兴地接待了她，她一看，这是一间装修得简单大方的新房，墙上挂着他们的结婚照，玻璃窗上贴着大大的红双喜，小玉一愣，想不到他真的结婚了。想哭，想骂，但又不知该怎么办，小玉控制着情绪跑回了家。

住院几个月，一切都变了，想不到小周真的和别人结婚了。小玉一想到那张结婚照就难过，就大哭不止。她实在是想不通她和小周相爱会困难重重，小周竟会如此听从家里摆布，小玉想了很久，她决定要夺回属于自己的爱情。

第二天，她来到厂里，找到厂长、工会，讲述了她和小周的恋爱经过，特别强调了小周对她的感情，以及她对小周永远不变的决心，并表明自己愿意等小周离婚后他们再结婚。她希望领导做小周家里的工作，让小周离婚。领导同志听完她的话，异口同声说，我们找小周了解过，他很爱自己的爱人及家庭，他不会离婚的，而且他说，他一直把你当成徒弟、当成同事对待，他没爱过你，也从未向你表示过。说句真话，他没和你逛过街，没和你去过公园，没拉过你的手，没拥抱过你，没亲吻过你，这怎么算谈恋爱呢？小玉说，我们谈恋爱自己心里明白，他是没拥抱过我，没亲吻过我，这种行式上的东西不是我所追求的，只要他心里有我就可以了。领导同志们都摇头，没法说服她，看她可怜，可气，这时大家才体会到什么叫有理讲不清。工会主席说，他表示过他爱你吗？他向你求过婚吗？小玉说，还用得着说吗？我们大家心里明白就可以了，说不说并不重要。最后，大家说，这些问题我们不好解决，我们无权干涉职工的私事，离婚是他的事，我们无权动员他离婚，一切由他自己决定。小玉感到很失望，悻悻地离开了。

小玉回到家，躺在床上，不吃不喝。哥哥姐姐都来劝她，父亲说，好男孩很多，小周像个小老头，还有哮喘病，除了人老实，没什么优点。小玉根本听不进去。家里又搞了多次相亲，小玉仍没有看中一个。有个男孩很喜欢小玉，可是接触了几次后，小玉就说没感觉，拒绝了。家里人都很生气，对这个一条路走到黑的人，他们实在是没办法了，他们决定不管了。

经历多次相亲后，小玉不去了。小玉想，我这一辈子只爱他，别人再好我不羡慕，我的心早就属于他了，他结婚是被迫的，我要把自己的爱人夺回来。

小玉一上班，就盯住小周，小周总是回避她，看到她来，就借故走开。小玉在厂里无法接近他，就在下班后到他家里。开始，小周的爱人还很客气，给她倒茶，拿水果。可是，小玉接着几天都来，小周已经吓得不敢回家了，小周的爱人也犯难，这样下去，怎么办？我们正常的生活给打乱了，小周把小玉的情况告诉爱人，并向领导汇报了这一情况。厂领导决定找小玉好好谈一次。领导告诉小玉，小周的爱人已经怀孕四个月了，不要影响别人的正常生活。小玉低头不语，她想，不要拿她怀孕的事来吓唬我，我是不会离开他的。领导说了许多，她一句也听不进。再三关照，不要到小周家里去了，再去，人家可要报警了。

小玉怕他们真的报警，把自己抓起来麻烦就大了，所以就没再去了。这些天。小玉脑子里很乱，每天胡思乱想，并且不吃药了，她认为自己就没什么病，不需要吃药，认为医生小题大做。

小玉每天上班就是看着小周，小周去哪她跟到哪。厂里认为这样影响工作，让小玉回家休息一段时间，等她想通了，再来上班。

小玉回家仅三个月，耳边又有了别人说话的声音，有的人讲自己不好，有的人讲要她坚持下去，把爱人夺回来；晚上又听到了小周的讲话声，小周在耳边告诉她，我是爱你的，我是迫于压力，没有办法才结婚的；还听到某中央首长说，要小周离婚，和自己结婚。晚上，小周又来到她床上，又和她发生了性关系……这段时间，小玉每天跑工会，要求领导解决他们的婚姻问题，再次跑到小周家，要求小周的爱人和小周离婚，小玉的行为严重影响厂里正常的工作，也影响了小周的家庭生活，厂里只好联系小玉的父亲，再次把小玉送进医院。

第二次入院

小玉入院后，想不通为什么不能爱小周，爱他有什么错？这难道就是住院的理由吗？小周受到某些人的控制，不得已而结婚，而我们真正相爱却不能结婚，小玉无法理解。

小玉这次住院时间较长，有一年多。入院后，她每天按时吃药，其实，小玉根本就不想吃药。但是，在医院里有一种无形的压力，不吃药是不行的。

时间一天天过去，小玉耳边的声音听不到了，医生在治疗的同时给予心理辅导，渐渐地，小玉对小周的事淡忘了。有时，她也想，自己住院那么长时间，小周没来看过自己，再说，如果爱自己，为什么还要结婚呢？

一年多了。春天，小玉看着窗外的树枝冒出了嫩芽，长出了嫩叶；夏天，看着树上盛开的白玉兰；秋天，天高云淡，看一群群大雁往南飞去；冬天，雪花飘飘，寒风阵阵，小玉对小周的事似乎已淡忘许多。医生和护士都很关心她，常给她讲一些古往今来的爱情故事，故事里的主人公都是全身心地爱着对方，为了爱情他们可以抛弃自己的财产，甚至生命。爱是双方的事，不是一方可以决定的。爱是相互的，这样的爱情才能长久，才具有生命力。只有找一个爱你的又是你爱的人，这样的爱情才有意义，婚姻也才会牢固。

医生和护士给予理解、支持、鼓励，这种最普通的心理治疗方法，在小玉身上还是起到了作用。小玉不再去想小周了，她希望早点出院，她渴望开始自己的新生活。她表示，过去的事就让他过去吧。她还年轻，应该有自己的新生活。小玉告诉父亲自己病好了，有的事也想通了，她很想出院。医生们也认为住院时间太久对小玉适应社会的能力有影响，应该让她尽快回归社会。小玉再三表示，她再也不会去找小周了，也不会去厂里闹了，她现在才明白，小周并不爱她，自从住院以来，他从没有来看过她，她愿意去找个爱自己的人。父亲半信半疑，既然医生也同意了，我们就出院吧。小玉很高兴，她第二次出院了。

住院一年多，小玉太向往医院外的生活了，那是没有约束而又自由自在的生活。经过医生的多次心理辅导，她承认了自己有病，明白自己曾经听到的声音是幻听，但是，对于她爱小周的事，她还是没有改变，只是对小周有些失望，在她住院的一年多里，小周没来看过她，她曾经多次托来看望她的同事带信给小周，却是泥牛入海，杳无音信。小玉心想，小周有了儿子，把自己忘了，既然如此，自己何必坚持呢，她同意父亲的意见，找一个合适的人结婚。

小玉回家了，父亲怕她再到单位闹事，怕她到小周家里找麻烦，决定尽快给她解决婚姻问题。

经过几次相亲后，小玉看中了一个比她大八岁的工人。这人很老实，对小玉也很好，小玉和他相处一段时间后，感觉还可以。这人姓王，大家叫他小王，渐渐地小玉也喜欢他了。小王很喜欢小玉，他觉得小玉是一个很讲信义的人，而且性格温柔体贴，他相信小玉将来会是一个好妻子。姐姐、哥哥和父亲都做小玉的工作，他们说，小王论长相，比小周好，长得高高大大的；论身体，也比小周好，小周有哮喘病，而小王身体健康，将来可以照顾你。当然，更重要的是小王爱你。小周爱的是别人，他已经结婚生孩子了，过去的事就让他过去吧。一开始，小玉只不过迫于家庭的压力，想着这一辈子不会再爱上任何人，随便嫁个男人了此一生。在和小王接触了一些时间后，她知道了小王很爱她，可是不知道为什么，她常常会回避他，有时小王会很热情地搂她，她会把他的手推开；小王要亲吻她，她也用手挡住他的嘴，可是小王不生气，小王说，你不愿意的事我不勉强你。我是爱你的，看见你，我就想抱你、亲你，我相信总有一天，你会接受我的。时间一天天过去，他们的感情有了发展，小玉有了比较，体会到了小王的爱，这些都是她和小周没有发生过的事。

小玉终于爱上小王，她不再拒绝小王，每次约会她会靠在小王怀里，让小王吻着自己，有时她会主动吻小王。小王说我们结婚吧。小玉没有回答小王，她心里有顾虑，她的病能结婚吗？将来对家庭、孩子有影响吗？再说自己有病会给小王带来很多麻烦，他会一直爱自己吗？此时，小王似乎看出了小玉的心事，他说，你的情况，你爸已经告诉我了，我认为你是一个很重感情的人，为人真诚、善良，家里的家务事都是你在做，能吃苦，这些都是我喜欢的，你不要有顾虑，我会好好照顾你的。小玉想了想，说，这样吧，我们去看看王医生，我很想知道她对我有什么建议。小王说不用了。结婚是你我的事，只要我们没什么意见就可以了，但小玉坚持婚前要去看王医生一次。

这天是王医生的门诊日，小玉带着小王去了。王医生看到小玉很高兴，小玉变了，打扮得很时尚，还化了淡妆。这么漂亮的姑娘，不了解的人，谁会相信她曾经是个病人？小玉介绍了小王，说家里人和男友都要自己结婚，但是，自己心里有些不踏实，想听听王医生的意见。王医生一听笑了，你有了自己心仪的人，对方又真心爱你，这是好事啊。当然，有些事应该说清楚，这样对将来的婚姻生活有好处。我给你三点建议，第一，把自己的病情如实的告知对方，让对方了解你的情况，让他有思想准备，这样在你病情波动，或者病情变化时，他能应对。第二，他真心爱你，愿意照顾你。第三，你们最好不要生孩子，因为有众多的资料证实精神疾病是有可能遗传的，你母亲就患有精神疾病，遗传的可能性不能排除。当然一般情况是这样，也不是绝对的，在我们很多病人中，也有病人孩子没有患上精神疾病的，不过从科学的角度讲，最好是不要孩子。小玉听了后，有些茫然，她不知道小王能否接受这一近乎苛刻的条件。小王听了后，说：关于她的病情她父亲已经告诉他了，他也到她单位里了解过，他能够接受这个事实。他们结婚后，他会好好照顾她，让她坚持吃药，相信她的病会渐渐好起来的。关于不能生孩子，本来，他有些想不通，因为他妈妈太喜欢小孩子，他也非常喜欢孩子，但是，为了避免将来留下隐患，他同意不生孩子，他会做好爸妈的工作。小玉是个好女孩，既然选择了，他也就愿意承担这一切。王医生说，现在她没发病，一切都很好，生病时可就不一样了，你要有思想准备，到时可要有耐心啊。最后，小玉小心地问王医生，我现在真能结婚吗？王医生说，当然可以，就是不要忘记我说的话，一定要坚持吃药，只要不发病，你的生活就会充满阳光。

小玉结婚了，她给医生护士送来了喜糖。在丈夫的照顾下，小玉生活得很好。小玉上班后，单位里为了照顾她，给她换了一个轻松点的工作。小玉仍然坚持定期去看门诊，每次除了配药外，她都要和王医生说说心里话，王医生总是给她予鼓励、建议。

她是诺贝尔奖获得者吗?

刘明毕业于某化工学校，毕业后被分配到某化工研究所工作，一切都很顺利。她性格比较内向，不太喜欢与人交往。她是一个典型的"两点一线"的人，除了上班、下班，很少参加户外活动。

由于不善交往，朋友较少，到了婚嫁年龄时，同事们都很关心她，大家热心地给她介绍男朋友，可是她挑来挑去总是没有满意的人，有的看上她，可她又没看上人家。拖了几年，年龄也大了，还是没合适的，只好算了。此时，她已经是快三十的人了，在上世纪 60 年代，哪有这么大不结婚的人呢？错过了就一个人过吧。

刘明虽然性格内向，但她说话很直，常在不经意时得罪别人。

"文化大革命"开始了，她自然成了批斗对象。一次她看到某首长的像，感到很好笑，就说这人怎么是光头啊？这还得了！工宣队听了非常气愤，他们认为刘明有问题，个别对她有意见的人，也乘机兴风作浪，就因为这句话和一些小事，她成了反革命分子，被人整黑材料，写大字报，开批斗会。折腾了几年，其实什么问题也没有，也就不了了之。

"文革"结束后，她的问题得到落实，单位为她开了平反大会。她也开始上班了。

重回工作岗位后，她对每个人都提防，不与任何人来往。大家都说她变了，过去虽然不与人交往，但是对人还是友好的，现在不一样了，她的眼里充满了敌意，对人的态度也很凶。时间一长，她就成了独来独往的人。

过了一段时间，她感到自己仍然受到迫害。某天，她走进办公室，看到大家正在谈笑风生，可是当她走进去，大家突然停止了谈话。她很气愤，立马就问，你们在讲我什么？我一来你们就不敢讲了，有本事你们再讲，说着就把桌上的茶杯往同事身上砸过去，同事闪开了。同事们都理解她，过去受了委屈，心里有气，发发火也没什么。

刘明渐渐感到办公室里气氛紧张，觉得周围人都用异样的眼光看自己，甚至有人在监视自己。她必须打破这个局面。她决定不去上班，采取主动。

回家后，她想了许多，认为有三个问题是针对她的。第一，有人在监视她；第二，有人在跟踪她，因为在她回家的路上，她发现有单位里的人走在自己身后，她在过横道线时，此人就在自己旁边，她下意识地绕开，可是没走多久，又看到此人；第三，同事在议论自己，看到她来就不讲了，从他们脸上可以看出，他们在出主意，要迫害自己。

她找到领导，谈了自己的想法。领导说，我们先了解一下，搞清楚了再答复你。经了解，大家都说没这些事，是她多心了。其实，大家都很同情她，"文革"时莫名其妙被批斗。当领导把这个了解结果告诉她时，她感到很可笑。做事应该敢作敢当，何必不承认呢？无论领导怎么解释都没用。领导说，过去是"文革"时乱搞，现在已经拨乱反正，我们做错了，公开给你平反道歉，现在不会有人再乱搞，你放心吧。为了进一步澄清，还把办公室里的同事叫来，大家都说，当时她进来时，正在谈买衣服的事，没有议论她，没有人去跟踪她，更没有人去监视她，希望她不要多想，好好工作。

刘明在家想了一周，她认为是有人要迫害自己，表面上他们说得冠冕堂皇，实际上心怀鬼胎。她决定采取行动。

她开始了漫长的上诉之路。开始她到区政府信访办上访，接待的人对她很客气，她说单位里有人要迫害她，可又拿不出证据，为了搞清楚事情的真相，信访办作了大量的调查，结果并没有发现有人要害她，至于"文革"中受到冲击，单位里已作了公开平反和恢复名誉，有了明确的结论，目前对她的待遇还是很好的。信访办的同志告诉她，过去的就过去了，"文革"中受迫害的人很多，希望她能谅解。本来这个问题已经解决了，可是她认为没有解决。她又去了公安局信访办，公安局的同志告诉她，你的问题不属于我们解决的范围，她坐在那里不走，任凭怎么劝说都无用，接连去了几周，再没有人理她，后来考虑到她在那儿影响正常工作，才让区里派车把她送回家。

回家没几天，她又去区政府信访办。开始每天去，早上八点，你上班，她也上班，中午自带干粮和水，坐在那里见人就说自己被迫害，称有人搞了她很多黑材料，要领导处理，否则她就静坐到底。先后安排了多人与她谈话，说明没有人迫害她，没有人还会去搞黑材料。都无济于事。她已经五十多岁了，谁也不敢拉她或推她，怕把她弄伤了，事情就更加难以解决。一个多月过去了，她逢人就讲自己受迫害却没被解决，她每天就到信访办上班，弄得大家无法工作。过去是受了些冲击，当时有人给她写了几张大字报，开了几次批斗会，但是后来大家都认识到错了，向她道歉了，领导也开会为她恢复名誉，当时她感到很满意，也正常工作了一段时间，应该说都已经解决了。当时也并没有把她打成反革命，可是她现在口口声声要求平反，要交出黑材料，这是怎么回事呢？有人怀疑她是否有精神方面的异常，决定请精神科医生看看。

精神科医生在和她交谈以后，对她进行了详细的精神检查，发现她除了要求平反，还有许多问题，比如说，她说她在美国杂志上发表了许多文章，并写了一本小说，该小说得到了一百多万美元版税，可是这些钱她都没拿到，都被单位领导贪污了，为了不给钱，他们就搞自己，对自己进行迫害。精神科医生诊断她患的是精神分裂症，应该住院治疗。

刘明在单位领导及同事保卫科同志的护送下，到精神卫生中心住院治疗。

入院当天，刘明非常生气，她气愤地对医生说，你们是帮凶，他们对我进行迫害，你们变相地帮忙，我要控告你们。当然如果你们能帮助我，让我出院，我会报答你们的，我可以给你们一些美元，让你们去分，你们工资低，我给你们的钱够你们一辈子花。医生说，我们不要你的钱，我们的责任是给你治病，你现在有病需要治疗。

刘明又说我与你们无冤无仇，你们为什么要帮他们一起迫害我？不让我出去可以，我就以死来抗议。为了保证她的安全，医院让她住进了一级病房，实行 24 小时监护，她的一举一动都在医生护士的看护范围，从而杜绝了她自杀的风险。

起初，刘明想与医生搞好关系，好让她出院。医生查房时，她说我没什么病，就是有人想贪污我的美元，把我关进来，他们就可以把这些钱分了。医生问她，你哪来那么多钱呢？她说，我在美国的杂志上发表了很多小说，美国给了我一笔稿费，大约二百多万美元，后来我又发现了一种新的化学元素，这个元素很重要，美国造的原子弹氢弹都离不开它，什么地方都用得着，所以他们又给了我四百多万美元，这些钱都已经汇到我的账户上，可是我没拿到钱，这就说明被某些领导贪污了，他们就是为了这些钱把我关进来。你们如果肯帮助我，我一定会报答你们，我可以给你们一些美元让你们分。医生说，我们有工资，不能要你的钱，否则，我们就成贪污犯了。刘明哈哈大笑。

　　接连几天，刘明都找医生要求出院，医生没同意，于是刘明决定进行绝食斗争。一天两天三天过去了，她还是拒绝进食，医生护士想了很多办法都没用。这几天都是采用鼻饲，把牛奶鸡蛋加上各种维生素灌进去，但是，仅靠鼻饲还是不能解决问题，看着她脸色越来越差，医生护士都很着急，但是无论你怎么劝说都没用。她一直坚持了九天，这时她已经乏力，精神状态也不好，医生想让她到饭厅里看看别人吃饭，这对她来说是一种刺激，此时再劝劝她可能会有效。果然，医生把她扶到饭厅里，当她看到别人吃得很香，其他病人都说，干吗这么傻？身体是自己的，留得青山在不怕没柴烧。医生也说，你这样身体拖垮了，自己什么也不知道了，你那么多钱怎么要呢？你应该在这里养好身体，才有可能继续斗争，我们和你没有矛盾，我们支持你把钱要回来。刘明听了很高兴，说真的吗？医生说，我们给你治病，你身体好了，才能去把钱要回来。刘明说，那我就吃饭了，你们要是早说，我就不和你们斗了。医生说，就是嘛，你应该和我们配合，我们本来就是站在病人一边的，我们的目标是一致的。刘明笑嘻嘻地说，我今后一定好好配合。医生护士都很高兴。

刘明毕竟是病人，她需要治疗，必须得给她吃药。果然到了吃药的时候，别的病人都排着队吃药，她不肯吃药。她再三强调自己没有病，不需要吃药，她只是来疗养几天，身体好了，还要去和他们斗争。医生考虑到强行给她灌药是不行的，她跟别的病人不一样。很多病人都曾经绝食过，但是只有一两天，坚持三天的都很少，像她这样坚持到八天的，还是第一次碰到，搞不好又绝食，就麻烦了。医生告诉她，你已经五十多岁了，过去没有好好检查过身体，这次入院我们都给你检查了，就只心脏有些问题，医生拿来心电图给她看，说你有冠心病，还有早搏，应该好好治疗，一旦严重了，身体不好了，你的钱就无法要回来了。你应该相信我们好好吃药，身体好了，什么问题都好解决。刘明一听，是啊，自己过去就有冠心病，一直到医院看病。医生告诉她，我们是为了你好，相信我们你就吃药，不相信就不吃。刘明想了想说，我和你们没矛盾，你们也不会要我的钱，我听你们的，你们叫我吃什么药，我就吃什么药。大家都松了一口气。

每天查房，刘明就要求出院，并说，再不出去自己的钱就拿不到了。一天她拿来了一张报纸，上面登载着美国的经济情况，她非常兴奋，告诉医生，看到了没有，美国的消息已经来了，暗示着我的奖金已经打过来了，要我去领诺贝尔奖金了，你们还不相信？可以看报纸。她硬把报纸塞给医生看，可是医生看了看，没发现任何与她有关的消息。医生认为没有必要与她争个青红皂白，心里明白就行了。看到医生不以为然，她着急了，说我还写了一本小说《刘明的爱情故事》，在美国出版了，以后给你们看看就知道了。

刘明身体情况不太好，药量始终没达到治疗量，药量稍微增加一点，她就感到心慌、气急，因此选用了副作用较小的药物，剂量也用得比较小。

住院治疗了两个多月，刘明的精神症状没有多大好转，她仍然认为自己深受迫害，自己辛苦写出的小说的版税被领导贪污了，自己的诺贝尔奖金也被贪污了。唯一有好转的是，她不想再追究了，她说，他们愿意把钱还给我也可，不还就算了，他们是当权者，我是小老百姓，有什么办法呢？

医生找她谈了几次，医院条件有限，她身体不好，回家休息是最好的。但是有一个要求，回去后就在家休息，不要到市里和公安局上访，这样既影响人家的工作，对自己身体也不利。她同意了，再三表示自己不会再用鸡蛋碰石头了，钱也不追究了，自己的工资够用，再也不去闹了。

在和家属联系后，医院就让刘明回家了。

刘明是一个人住，没有人照顾，回去后就不可能吃药了。回家才两个月，她想来想去，认为自己吃亏了，自己好不容易得来的奖金，为什么要让这些人拿去？不行，她还是得要回自己的钱。于是她又开始去上访。每天人家上班，她也按时上班。这次她总结了经验，带上中饭、水，静坐，要求就一条：把钱还我。这样一来，严重地影响了别人正常工作，只好强行把她再次送入精神卫生中心。

这次入院一切都很顺利，她认为医生还是很帮忙的，她没有必要跟医生过不去，她说，你们让我吃药就吃药，让我吃饭就吃

041

饭,我不跟你们斗,你们让我早点出去就可以。医生说这次可没那么简单了,我们再让你出去,你又去闹,人家要控告我们的,你就老老实实呆着吧。刘明心里不愿意,但也没法。

每天查房,她仍说自己的钱被某领导贪污了,原来只认为是单位领导贪污,现在情况严重了,某中央首长也贪污了她的钱,报纸上有消息透露给她,否则她真不知道是谁在搞。她一再说,只要你们让我出院,我的钱可以分一部分给你们。医生不理会她。过了一个多月,她开始发火了,把矛头指向医生,到处跟病人讲某医生贪污了她的钱,所以不让她出院,怕她去告他。几个糊涂的病人也相信她,于是,在病人中传开,都说医生贪污了她的美元。这怎么行呢,看来得给她增加药量了,否则病房里乱套了。增加药量不多,但她感觉到了,药物副作用有点难受,她闹得更厉害了,对自己主治医生态度很凶,又吵又骂。她声称再不让她出院,她就绝食。

果然,第二天她又不吃饭了。医生说,你不吃,我们有的是办法,像上次那样仍然用鼻饲给你灌进去,我们不怕麻烦,难受的是你。于是又开始给她鼻饲牛奶鸡蛋,药也一起灌进去。这次她只坚持了两天,其实她也知道,鼻饲是很难受的,到第三天她就投降了,只是要求医生早点让她出院。医生告诉她,等你病情稳定,你保证不去闹事,我们会考虑的。于是她自己提出要好好吃饭,药少点,医生同意了,她说一定好好配合医生治疗,争取早些出去。医生给她适当调整了药物,药物的副作用较小,药量也小,对她比较合适。

经过三个多月的治疗,她不再吵闹,情绪比较稳定,但是对于自己的美元被贪污一事仍纠缠不休，任何人不能和她谈起此事，否则要讲几个小时。医生、护士乃至病人，一听她讲这事，就赶快离开。

半年过去，她表现还可以，很安静，与其他病人相处很好，单位里搞黑材料的事不提了，只要他们给她平反，承认错就行了。她常说，就是我的美元还得要回来，几百万美元被某人贪污可不行，我辛辛苦苦发明了新的化学元素，美国化学专家都承认的，报纸上也登载了我的新闻，诺贝尔奖不是随便好拿的。还有我的小说《刘明的爱情故事》，这书在美国卖得很好，稿费有几百万。有工作人员给她开玩笑，说，你是这么伟大的人物，我们都不知道，有什么证据吗？

她立刻拿来报纸给他们看，说上面有消息，可是工作人员看不到任何和她有关的信息，她还指了一段，说就在这里，你们怎么这么笨？还看不出来！大家无可奈何，只好一笑了之。时间长了，有的病人也知道她的话是假的，还拿她开玩笑，说你拿到美元要分点给我们，她会很认真地说，没问题，我要那么多钱干什么？我一定分一些给你们，大家一起用，说完自己开心地笑了。

刘明单身，没子女，父母都过世了，只有一个远房侄女，侄女有空会来看她，给她带些食品。刘明牙齿掉光了，只能吃稀饭、面条，医院条件有限，很难照顾周到，侄女认为她情况好些了，想带她到自己家，生活方面可以照顾得好些。医生认为她的精神症状没有完全好转，仍有夸大妄想存在，但是她的情况不可能把药加大，目前只是维持在一个较低的治疗量，情绪还比较稳定，回去生活可以照顾得周些，对她的身体有好处。医生告诫说，你们一定要看护好她，不要让她到处乱跑，她到处跑一方面不安全，一方面她去上诉，会影响政府部门的正常工作。侄女表示，他们一定看护好她，不让她乱跑。

侄女把刘明带回家了，可是，不到一个月就把她送回来了，原来出院时谈好的条件，在家休息，不外出，不上访，当时她都保证做到的，但是一出院她全忘了，回家没几天就又去政府部门静坐，要求把贪污的美元还给她，派出所还得派人把她护送回家。侄女实在受不了，本想让她生活得好一些，没想到找了这么多麻烦。刘明的侄女说，原来以为可以劝说她，可以管住她，没想到这是根本不可能的。看来只有你们医生护士能管住她，我们拿她没办法，我们还要上班，没法管她，还是让她住院吧。

第三次住院，刘明很听话，她不吵不闹，也不绝食。医生说，我们给你两次机会，你都没有把握住，你可不能怪我们了。刘明说，不是我想去，我是没有办法才去的，我想把自己的钱拿回来。

刘明只能长期住院了，医院做了改善，设立了一个老年病房，让年纪大的人能得到更加周到的服务。

刘明患的是精神分裂症。家属曾经找过医生，医生认为"文革"中受到冲击只是一个诱因，因为她后来的精神症状和诱因毫无关系。比如，她发现新的化学元素在美国获得诺贝尔奖，得了几百万美元，她写的小说在美国发表和出版，又得了几百万美元，这是夸大妄想，应该说和原来受迫害没有什么关系。当然，受到冲击对一个人的精神状态是有影响的，精神压力过重，对人的心里健康是有害的，此时人的免疫力下降，可罹患各种疾病。这只是导致她发病的一个原因，但并不是她发病的真正原因。

多疑的护士

王奇是某医院的一名护士。上世纪60年代她就读于一卫生学校的护理专业，她学习很用功，以优异的成绩毕业，顺利分配到某医院工作。她性格比较内向，平时不善言语，与同事交往很少，但她工作认真负责，几年后她就被提升为护士长。

王奇长得漂亮，大眼睛，很有灵气，追求她的小伙子很多，她看中了一位某大学毕业的工程师，经过一段时间的恋爱，他们结婚了。婚后的生活很快乐，也很平静。她先后生了两个女儿，女儿给家里带来了很多欢乐。在忙碌中，时间过得很快，两个女儿渐渐长大，读大学走上了工作岗位，她们都先后离开了家，在工作之余会回家看看。这是一个幸福的家庭。

可是，在王奇四十多岁时，她渐渐开始怀疑丈夫有外遇。某日丈夫因外出吃饭回家晚些，她要求丈夫脱下衣服检查。丈夫以为她正在更年期，可能会胡思乱想，并未在意，就把衣服脱下交给她。她把衣服拿来仔细地看了又看，没有什么异样，接着又把衣服闻闻，也没发现什么香水味。检查完了，她还是不放心，又叫丈夫把内衣内裤脱下。她把丈夫从上到下都检查了一遍，都没发现异常情况，这才放心地对丈夫说，你要是在外面有外遇了，我会发现的，你的衬衫会有女人的香水味，会有女人的口红痕迹。丈夫感到有点怪，但也没引起重视。

这样的事情越来越多了。每天下班都必须按时到家，只要晚几分钟，王奇就要发脾气，就要对丈夫从里到外从上到下地检查一遍。丈夫感到奇怪，难道更年期的女人都有这毛病吗？因为她一直找麻烦，丈夫感到心烦，就买了几本书，看了一个多月，书上说，女人在更年期，由于内分泌变化（雌性激素水平下降），会情绪不稳定，易发脾气，可是没说会有疑心病啊。丈夫心想，碰到这个怪女人只好认命了。

丈夫以为过些时间，更年期过了就会好的。他没想到，这仅仅是开始，王奇的"毛病"将越来越深重。

某日早晨，丈夫起床后在窗边刷牙。对面窗口，也有一个女人在刷牙。这时，王奇像发现了天大的秘密，她立马站到丈夫身边，她看看对面，又看看丈夫。对面女人刷好牙走了，丈夫还在洗脸，忽然，她大声说，我就知道你们有鬼，给我抓住了吧？丈夫莫名其妙，一脸愕然。王奇说，你们怎么恰好在这时候都在窗口刷牙洗脸？你们在做暗示，暗示对方你们晚上约会！丈夫觉得她在无理取闹，就没理会，照常出门做事。晚上，丈夫按时回家，王奇感到奇怪，但她马上想到，可能他们已经改为中午约会，所以丈夫就按时回家了。王奇问丈夫，你中午到哪去了？丈夫说在休息。王奇立刻打电话给丈夫的一个同事，该同事回答，中午没注意。为此，她大发脾气，说丈夫不说实话，任凭丈夫怎么解释都无用，还说，等到晚上，我就知道你外面有没有事。

晚上上床后，丈夫说自己要休息了。王奇这段时间性欲明显增强，每天都要求丈夫做爱，丈夫已经五十多岁了，每天忙于工作，回家后还被她纠缠不休，根本就没有兴趣。王奇的性欲得不到满足，心里很不高兴，她认为丈夫过去不是这样的，丈夫不爱自己了，一定是他在外面有过这事。

恰巧在这天，女儿回家来看他们，晚饭后，女儿说今天太晚了，就不回家了，住在你们这里。家里是一间两居室的房子，女儿就睡在隔壁房间，王奇给女儿铺好床，丈夫把被子给女儿送过去。第二天一早，王奇觉得丈夫看女儿的眼神不对，她感到丈夫对女儿的态度很亲热，她突然意识到，丈夫昨晚定是和女儿发生了关系！难怪丈夫昨晚不愿意和自己做爱——而且女儿过去不愿意住在家里，昨晚却要住在家里，这就更明显了。于是，她开始审问丈夫，要丈夫承认和女儿发生了性关系，丈夫非常生气地说，我是一个工程师，受过教育，我对家庭负责，绝对不会做这种不光彩的事！任凭丈夫怎么解释，她就是不信，又哭又闹，丈夫实在受不了，忍不住打了她一耳光。女儿知道后，也很生气，收拾好东西回家了，并说，以后再也不到你们这里来了。

楼上住着一个八十多岁的老太太，老太太每天上下楼都要经过王奇家门口。住了十几年了，过去一直相安无事，可是近来，在王奇看来也出现了问题。老太太经过门口时，总要朝家里看一看，有时丈夫坐在门边沙发上，老太太就会朝丈夫点点头，微微笑一笑。在丈夫看来，这是再正常不过的事了，可是在王奇看来，就有问题了，她认为这是丈夫和老太太在打暗号，丈夫趁自己不注意时，与老太太发生了性关系。丈夫听了，又好气，又好笑。

此时，丈夫开始意识到问题的严重性了，过去他一直认为是妻子处于更年期，生理上发生变化，导致她的性欲有改变，有些多疑敏感，情绪不稳定，易发脾气，过些时候就会好的。没想到她越来越严重，之前的怀疑还能勉强忍受，现在居然怀疑自己与八十多岁的老太太有关系，太不可思议了！他开始意识到妻子不是更年期问题，而是精神方面有问题了，他打电话告知两个女儿，决定把她送往精神卫生中心。

王奇住院了。

第一次查房，王奇用怀疑的眼光看着医生。这是一位年轻漂亮的女医生。王奇马上要求换一个医生，问她什么原因，她说没原因。主治医生心里很明白。她不放心，她感到有压力。于是，主治医师提出自己负责她，主治医师是男医生，年纪大一些，她同意了。她提出两点，一，自己是护士长，还在上班，没有病。二，丈夫生活作风有问题。丈夫近几个月来常在外有不轨行为，而且有所发展，甚至和自己的亲生女儿发生关系，还有邻居女人，一个八十多岁的老太他也不放过。他把我送进来，这下他自由了，他想做什么就做什么，没人管了。

王奇很直爽她把自己所有的问题都告诉了医生。医生针对她的病情进行了分析，她处在更年期，有更年期的某些症状，例如，情绪不稳，生理方面的改变，月经不正常，性欲的改变等，但是她表现出来的并不仅仅是更年期症状，她是起病于更年期的精神分裂症。她的主要症状是关系妄想，很多与丈夫无关的事，她都能它们跟丈夫联系在一起，丈夫在窗口刷牙，对面的女人也在刷牙，她就认为这是他们在联络；老太太经过门口是很平常的事，过去几十年都没事，现在处于病态的她，就认为老太太与丈夫有关系。逻辑推理很荒谬，与现实相距太远，较易识别。另外她的情感很不协调，谈及丈夫乱搞一事，有时显得很生气的样子，有时显得很高兴。这是一般人所不能理解的。

根据王奇的病情，医生制定了相应的治疗方案。开始治疗的头几天，王奇像所有的入院病人一样对吃药极为反感，她拒绝吃药，她认为自己没病。那个漂亮的女医生肯定是收了丈夫给的贿赂，是丈夫的帮凶。

经过许多的劝说无用后，医生护士只好把药给她灌进去。其他病人都告诉她，你就老老实实地吃药吧，在这里你就要好好配合医生，否则你出不了院，回不了家。王奇相信病人的话，他们在这里住了那么长时间，他们肯定是有体会的。灌了几次药后，王奇明白在医院里反抗是无用的，还是太平点吧。王奇开始配合治疗了。医生护士都很高兴，因为吃药是良好治疗的开端。

一周后查房，王奇笑着跟医生说，我的病好了。医生很奇怪，坚决否认自己有病的人，怎么才几天就好了呢？这里一定有问题。

王奇说，我原来以为自己没有病，其实我是有病的，我的病是猜疑，疑心丈夫在外有其他女人，所以我就去跟踪他，看他到底干什么坏事，结果什么也没查到，这都是因为有病的结果。医生你让我出院吧，我知道自己有病，一定好好吃药。医生说，等我们考虑以后再告诉你。

医生分析后认为，她承认自己有病，认为自己的病好了，是一种假象，药物治疗才刚开始，药物在血中的浓度根本就没有达到标准，她的精神症状不可能好转。那是什么原因呢？为了搞清楚，值班医生在晚饭后找了几个病人谈心，从病人那里明白了其中的奥秘。原来，王奇把丈夫送来的食品给一个住在她隔壁床位的病人，这个病人向她传授了可以出院的秘密。第一，你必须听医生护士的话，好好配合治疗，该吃药就吃药，该打针就打针；

第二，你要承认你有病，把家里人所说的坏话都承认下来；第三，你还要表示回家后会坚持吃药。如果你都做到了医生就会同意你出院的。给她讲这些话的是一个住了三次院的病人，她已经有经验了。王奇听后如获珍宝。

几天后，她找到医生问，我应该可以出院了吧？医生说，我们正想找你好好谈谈。你是护士长，你跟其他病人不一样，因为你懂得一些基本的医学知识。一个人生病了需要治疗，吃药也是有时间有疗程的，你住院才几天，血中药物浓度都没达到，怎么可能好呢？再说精神科药物见效比较慢，一般情况都要两周以上，有时要一到两个月才能见效。一定是有人教你的，医生是会分析的，好了就会让你出院。王奇无话可说，没想到自己耍了点小聪明，还被医生给识破了。

做一名好的精神科医生是不容易的，既不能相信病人的话，也不能完全相信家属的话。好的精神科医生需要做大量的整理、分析，找出真正与病人有关的资料。医生向王奇丈夫的单位了解情况，她丈夫在单位表现很好，从未发现有生活作风方面的问题。尽管王奇的妄想比较荒谬，容易识别，但还是需要了解清楚，从现实生活中寻找对诊断有价值的资料。很多时候，病人家属所提供的病史往往从家属的角度看问题，出于对亲属的过度关爱，免不了会出现偏差，因此必须对病史进行必要的整理与核实。

在以后的治疗中，王奇都比较配合。经过一段时间，她的病情有了明显好转。开始她的妄想很严重，只要看到丈夫与女医生谈话就很警惕，会客时丈夫向医生护士了解病情，她都要站在旁边认真听。她担心丈夫又会看上医生护士。一个多月后，她终于向医生讲出了心里话。

半年前，她感到身体不舒服，认为自己处于更年期，月经紊乱，伴有出汗、心慌，常常失眠。渐渐地，她有一种感觉，认为丈夫嫌自己老了，丈夫会在外另寻新欢，开始怀疑丈夫有外遇，每天丈夫回家，她都要检查，想看看他身上是否有女人的香水味和口红印痕，结果并没有找到。可是她不甘心，当时认为丈夫头脑聪明，他很注意不暴露任何蛛丝马迹。于是，她就开始跟踪他。每天他一去上班，她就尾随其后，在外面观察，有时看到丈夫出来买香烟，赶快躲起来。每隔几天，就去跟踪一次，结果并未发现什么情况。尽管没抓到证据，她心里还是不放心，总认为他是有问题的，只是他隐藏得较深。

某日她又去守候，此时丈夫从大门出来，后面跟着一个打扮时髦的女人，他们边走边说，好像很亲热的样子，她正想冲出去揭穿他们，他们就分开了。她心里又气又恨心想等他回来再跟他算账。这天她在家里坐立不定，焦急地等他回家要搞清楚。丈夫一进门她就开始审问，丈夫好像没事人似的说，你跑到我单位了？王奇说自己去买东西路过，正好看到他跟一个年轻漂亮的女人在谈话，看到他们在商量什么事。丈夫哈哈大笑，说什么年轻漂亮的女人，她年龄比你还大几岁呢。我出门时碰到她，她也去外面买东西，我跟她总共没谈三句话，会商量什么事？你别胡思乱想了。不管丈夫怎么解释，她就是认为他有问题。

她说自己想想也感觉好笑，那个对面刷牙的女人，她和丈夫根本就不认识她，隔着一条弄堂，只能勉强看得清对面窗口上有个人，但当时就认为丈夫与这个女人在打手势，要去约会。谈到丈夫与女儿有关系一事，她很难过，觉得对不起女儿和丈夫。这件事让女儿很伤心，从那天到现在好几个月了，女儿再没回过家，也不到医院看她。她非常希望女儿能来医院看看她，她会当面向女儿道歉，希望女儿能理解她，原谅她。医生安慰她，我们会做她的工作，让她理解你，来看你。为了让王奇的病好得更快些，医生决定做好她女儿的工作，让她常来看看她，女儿的理解及关心对她治疗是很有帮助的。

医生给她女儿打去电话，女儿忍不住大声哭泣，她说，母亲这样污蔑我，我怎么去见她？怎么去见父亲？还好丈夫和自己感情很好，他不相信这是真的，否则我怎么面对他？她这样说我，我真的受不了。医生告诉她，不要和你母亲计较，她有病，这种病不同于一般疾病，发病时自己不能控制自己的思维及行为。她有猜疑，因此她怀疑很多人都与你父亲有关系，你就是她怀疑的对象之一，发病时她会把许多毫不相干的事都扯进去，这是一种病态思维，我们称它为关系妄想。既然是病态，她所说的所做的都与现实不符，作为女儿应该理解她，原谅她，关心她，这对治疗很有帮助。我们相信你是个好女儿，你一定会来看她，关心她的。女儿听了医生的话，很感动，说，她是我母亲，她过去对我们都很好，现在她这么胡言乱语……女儿边说边哭。医生说，你不能把这些话当真，应该多关心她，这样她可以恢复得快些。几经劝说，女儿表示一定会来看她。

以后每逢会客，女儿都会来看她，并给她带来一些好吃的东西。女儿第一次来看她时，她很紧张，怕女儿找自己算账，不原谅自己。她想见女儿，又怕见女儿。没想到女儿不计前嫌，笑着安慰她，过去的事别提了，我不怪你，要怪也只能怪这个病，我就希望你好好听医生的话，把病治好，我们都盼望你能早点回家。王奇很自责，自己当时脑子太糊涂，怎么能怀疑女儿呢？这个病真可恶，我以前还不相信自己有病，现在总算明白自己不但有病，病还不轻呢。

在以后的治疗过程中，王奇都很配合，还主动关心那些新来的病人，她说自己是护士，应该做些力所能及的事。有时，她给病人送水送饭，病人有什么不舒服，她会向医生反映。王奇的病情一天天好转，她认识到自己有病应该治疗，认识到自己的猜疑是一种病态。在心理卫生的宣教中，她知道了自己的多疑是精神病的一种妄想，必须认真吃药才会好。经过几个月的治疗，王奇的病情明显好转，医生决定让她出院试试，如果在试出院期间没问题，那么王奇就可以正式出院了。

在试出院的两周里王奇的表现都很好，于是医生同意让她正式出院。王奇出院后，由防治科医生定期随访，她一直坚持服药，病情稳定，也定期来门诊配药。经过一段时间休息后，她又回到了工作岗位。

她让女儿很苦恼

戴英初中毕业后，因为家庭困难没能继续读高中，考入了一所职业中专，毕业后，她被分配到一家无线电厂工作。进厂后她努力地工作，在老师傅的带教下，她很快学会了无线电的焊接技术，业务也很快熟悉起来。

她进厂后认识了同车间的朱某，朱某比她大十多岁，在朱某的追求下，从未谈过恋爱的她很快坠入了情网。父母知道后坚决反对，他们认为戴英年纪还小，应该好好学习、好好工作几年再考虑。另外，父母也不喜欢朱某。戴英不顾父母反对，坚决要和朱某在一起。

戴英和朱某相处一段时间后就怀孕了。当时她只有十八岁，还不知道什么是妊娠反应，她只是感觉不舒服，每天清晨呕吐。这情形被母亲发现了，在母亲的追问下，戴英承认和朱某发生了关系，月经已经两个多月没来了，母亲一听气得说不出话来。母亲是非常传统的女人，父亲更是保守又传统。母亲哭泣，父亲唉声叹气。在那个年代，未婚先孕是让人看不起的，更有甚者，会被视为作风不正派，连供职的单位里也会有很大压力。怎么办呢？尽管父母不喜欢朱某，但是看着女儿已经怀孕，也只好同意他们结婚了。

戴英把怀孕的事告诉了朱某，并说父母已经同意我们结婚了，她以为朱某一定会很高兴，没想到朱某冷冷地说，我们不能结婚，你得把孩子打掉，因为这不一定是我的孩子。戴英气得浑身发抖，她没想到朱某竟然是这样一个人，她说，我们不结婚可以，但是你必须把话说清楚。朱某说，我们第一次时，你的处女膜已经破了，当时你没见红，你以前肯定和其他男人有过性关系，所以这个孩子不一定是我的。戴英听了，一切都明白了，朱某根本就不爱她，他只不过是逢场作戏罢了，他不想承担责任，所以找出种种借口不愿意结婚。他也很清楚戴英是第一次恋爱，除了他，没有其他男朋友，也从未与别的男人交往。

父母知道后，跑到朱某的家里，母亲跪在地上求他，希望他和戴英结婚，这样才能挽回全家的声誉和面子。可是朱某坚持让戴英把孩子打掉，过几年再考虑结婚。戴英非常气愤，她拉住母亲，说我们走。

父母谅解了戴英，她还年轻，犯错误是难免的。戴英说，不管别人怎么说，不管有多大压力，孩子是无辜的，我要把孩子生下来，并把孩子培养成人。我爱上了一个不该爱的人，就要为此承担责任。

戴英在父母的照顾下生下了女儿珍珍。珍珍是一个活泼可爱的孩子，在没有父亲，没有父爱的家庭里渐渐长大。她得到了外公和外婆无微不至的关爱及照顾。珍珍上学了，戴英每天都去接她。看到别的孩子都有爸爸来接，珍珍就会问，我的爸爸怎么不来接我呢？戴英为了不让孩子伤心，就编了一个美丽的谎言。戴英告诉她，你的爸爸长得很高大，可神气了，他是解放军军官，在很远的边境保卫祖国。珍珍听了很高兴，常跟小朋友说，我爸爸在边疆保卫祖国，等他放假了就来看我。珍珍在美丽的故事中长大，到初中她已经明白了一些事情，这个爸爸怎么从来没放过假，从来没回来看过她？有一次，她终于说出了自己的疑惑。外公外婆为了不让她伤心，就说，其实你爸爸很早就死了，我们怕你难过就没告诉你。随着女儿长大，经济状况也越来越紧张，戴英经常加班，想多点加班费。父母退休后，还用工资贴补自己，她心里也很不过意。女儿初中毕业后，她决定让女儿考一个中专，可以早点工作，减轻家里负担。

女儿如愿考入中专。戴英心里很高兴，女儿是她的全部，是她的希望，她对她更加关心和照顾。

女儿进入学校住读，每周末回家。一学期过去了。看着女儿越长越漂亮，戴英心里很高兴，但同时她开始不放心女儿，她有一种不祥的感觉，总担心有人会加害女儿。于是，她要女儿搬回家来住，女儿不愿意，说学校有规定，一定要住校。再说学校离家很远，不方便。戴英决定每天到学校看望女儿，只要看到女儿好好的，她就放心了。她每天下班后，就到女儿的学校里，坐在寝室，等女儿吃好饭她才回家。过了一段时间，她还是不放心，坚决要求女儿回家住。女儿觉得让母亲这样每天跑也不过意，就跟着母亲回家了。没几天班主任来家访，提出让她女儿住校，学校每天早晨有体育锻炼，学生都要参加，这对学生的身心发育有好处，而且，晚上有自习课，她不参加不行，以后会跟不上。班主任上门做了几次工作，都没用。

在班主任多次做工作无效后，校长来到了家里。校长四十多岁，是男同志。校长一进门，戴英就感到紧张，校长讲了学校要求住校的规定和道理，再次劝说戴英把女儿送回学校里。戴英一句也听不进，校长只好走了。

这时候，戴英有种不放心的感觉。她把校长送出家门，又跟了出去，一直看到校长走到弄堂口，她才放心地回家。她回家后发现女儿不见了，心想，果然出问题了。过了大约十多分钟，女儿回来了。她立即审问女儿，到什么地方去了？女儿说到商店买东西。戴英立刻警惕起来，她觉得情况不对，为什么校长刚走，女儿就跟了出去？她越想越感到问题严重，女儿这十多分钟里发生了什么事？她突然想到，女儿是被校长给奸污了。戴英大骂女儿不争气，又哭又吵，要女儿承认被校长奸污了，女儿坚决不承认，戴英气得动手打了女儿。女儿再三说绝对没有此事，可是戴英无论如何也不相信女儿。

戴英整夜未眠，她认为自己含辛茹苦地把女儿拉扯大，如今女儿好不容易读中专了，却有人想要害她，而且就在今天，仅仅几分钟里就被人奸污了！越想就越心痛。第二天一早，戴英就要到学校里去控告校长。女儿一听，着急了，叫她不要乱来，校长根本没做那样的事。戴英执意要去，女儿立刻跑到厨房拿来一把菜刀，说，你一定要去，我就死在你面前。看着女儿真的把刀放在自己的脖子边，戴英吓了一跳，她心里明白女儿个性很强，她真的会那样做的。戴英投降了，她提出不去可以，但是有个条件，你必须跟我到妇科医院这行检查，以此证明校长没有奸污你。为了大事化小，息事宁人，女儿同意了。女儿心里是不愿意的，但是面对固执胡闹的母亲，她也没别的办法。再说，这样的事传到学校里不成了天大的笑话？女儿和她一起来到妇科医院。妇科医生听了戴英的述说，感到很不可思议，认为她有些问题，但是她一定坚持给女儿检查，医生也只好检查了，结果女儿的处女膜完好，没有任何受到破坏的痕迹，此时，戴英总算松了一口气，悬着的心像一块石头落了地。妇科医生对她说，这样做对女儿不太好，会伤她自尊心，戴英却说，这是对女儿负责，她不能看到别人害她。妇科医生对女儿说，我建议你妈妈去看看心理医生。

戴英回家后，想了想觉得不对，这个医生好像对我有看法，还说要女儿陪我去看心理医生，她是否是与校长有特殊关系的人？是否与校长有勾结呢？她决定明天再换一家医院检查，她想一定要拿到证据。

第二天一早，她不让女儿去读书。女儿很生气，大声说，你又要我干什么？戴英说，今天还得去检查，昨天的结果我信不过，那个妇科医生有问题，跟你们校长有勾结。女儿说昨天就没读书了，这样下去我考试都成问题。戴英说，现在得把问题搞清楚，否则我一天也活不下去。女儿拿起书包就走。戴英跑过去拉住女儿，女儿拼命挣扎，眼看拉不住，戴英干脆躺倒在地，大哭起来。女儿很难过，自己只有十七岁，天天让母亲带去妇科医院检查，母亲怎么像变了一个人？成天这样无理取闹。看到母亲痛苦的样子，女儿又于心不忍，毕竟母亲视自己为掌上明珠，在母亲心里，自己远比母亲的生命重要。女儿只好同意了。

戴英挂好号，就直奔妇科门诊，一进门戴英就大声叫着我女儿被人给强奸了，并大哭起来。医生们都很同情，立马来了几个医生，他们非常重视，两个女医生让珍珍躺在病床上，她们很认真地检查了，觉得珍珍外阴很正常，没有任何擦伤的痕迹，处女膜完好，得出的结论是珍珍没有受到性侵犯。为了慎重起见，她们又叫来了两位医生让她们也看看，这两位医生仔细检查之后得出了同样的结论。此时，戴英依然不相信，她边说边哭讲述着女儿受到性侵犯的过程，医生们越听越悬，大家都觉得她讲的事情没有逻辑性，完全是凭空想象出来的，医生们给她做了解释，并给她进行了分析。校长来家里访问总共就是二十多分钟时间，从来没有离开过她的视线，唯一没有看到的就是校长出去到她女儿回来，大约就是几分钟时间，要发生这种事缺乏时间和地点，这显然是不可能的。再说，她女儿一切都很正常，要她放心，不要再带她女儿儿去检查，否则会令她女儿很难堪，会伤她的自尊心。戴英不说话了，但是她心里还是不放心，她不明白为什么这些医生都不尊重事实，明明女儿被强奸了，可是她们都说女儿处女膜完好。她有些糊涂了，百思不解。医生们把女儿叫到一边，告诉她母亲可能有精神方面异常，要她带母亲去看看，同时也希望她能理解和关心母亲，女儿答应了。

女儿知道母亲的心事，也非常了解母亲的性格，珍珍不想和母亲谈医生所说的情况，只是告诉母亲，医生认为你想得太多，希望你去看看心理医生。戴英马上显得很不高兴，说，我能有什么毛病？我看她们才有病。而且她们有问题，几家医院的说法一致，意见相同，我认为这里一定有鬼。我是不会去看心理医生的，因为我很清楚自己根本就没有病。女儿心里很清楚要带母亲去看病是完全不可能的，决定回去后去找母亲单位领导，她只能求助于他们了。

背着母亲，珍珍来到了母亲单位，她希望能找一位女领导谈，单位领导同意了。他们找了一位五十多岁的女同志，这是一位和颜善目的母亲，珍珍一看就有一种亲切感和信任感。珍珍的心里话是无法对别人说的，很多事情自己讲不清楚，一些话难于启齿，可是当她看到这位女同志时，再也控制不住自己，把自己的心里话全说了。珍珍讲到自己无法正常学习，没有正常生活，母亲不让住校，每天要乘车两个多小时去学校上课，母亲每天去接送自己，同学们都感到很好笑。更难以忍受的是，母亲总认为自己被人强奸了，隔三差五就逼着自己到妇科医院检查，已经去了几家医院，母亲还是不放心，甚至怀疑医院医生跟学校有勾结。珍珍讲得泪流满面，这位女同志听了也很难受，也禁不住流泪了。因为母亲有病，一个十七岁的女孩受了这么多磨难，单位是应该出面管管了，要想办法给她解决。

她告诉珍珍，你回去吧，你的事情，我们一定想法解决，并说你是个好孩子，很坚强，很懂事，我们会帮助你的。女同志把这事向领导汇报了，工会的几个人一起商量之后，认为这件事关系到孩子的未来，而且戴英的病也急需治疗，她们的家庭情况比较特殊，戴英的父母年纪都大了，没有能力来管，孩子年纪小，没法说服母亲去看病，因此我们工会必须出面解决，不管她有什么意见，甚至恨我们，都要想办法让她去看病。工会制定了两个方案，第一，找一个她信任的女同志做工作，说服她去看病；第二，在说服不通的情况下，只好强制带她去，这样做她会很反感，但是在万般无奈的情况下，也只能这样。

第二天，工会的女同志来到戴英家。这位女同志本来就认识戴英，她们关系也不错，因此，戴英并不反感。在谈了一些家常事之后，女同志把话题转到了正题。你多次带女儿去做妇科检查，这样让她觉得很没面子，一个小姑娘家，不能这样逼她。医院医生向我们提了建议，希望工会能关注这件事，陪你去看看心理门诊。戴英很反感，说，我根本就没有什么心理毛病，我不过是不放心女儿。工会同志问她，去了几家医院，检查了几次，现在你放心了吗？你实际上还是不放心，仍然认为女儿有问题。戴英马上说，是啊，我们去了几家医院，我现在还是认为女儿被人给害了，可是我没有证据，再说医院医生也有问题。工会同志说，你现在什么都怀疑，没有证据，想到什么就怀疑什么，这说明你心理是有问题，我们明天陪你去看看。戴英不好再说什么，就勉强同意了。戴英心里是不愿意的，但是看到工会同志这么热心，并到自己家里来，也就算了。

工会同志陪同戴英来到某精神卫生中心。在医生的询问和检查过程中，戴英立刻感到碰到了一个可以讲心里话的医生，而且很多话还没说，医生好像就知道了，因此她毫无顾虑把自己的怀疑都讲了，随后的检查她也很配合。最后医生告诉她，你是有心理方面的病，需要住院观察治疗一段时间。戴英马上哭了，自己住院，女儿在家没人管，再出事怎么办？工会的同志说我们会安排好的，让外公外婆住到你们家里来，我们每天有一个女同志去看望你女儿，有什么困难我们都会给你解决，你就放心养病，身体好了再回去。戴英心里非常不愿意，但是已经没有退路了。

戴英住院了。开始的一周，她对医生护士都很有意见，她认为自己上当了，是被工会和医生给骗进来的。她拒绝服药，认为自己没有病不用服药，经过医生和护士做工作，她才同意服药——但是有条件，要让她在一周后就出医院。医生告诉她，能否出院不是我们说了算，得由上级医生来决定，到时候你病情好了，医生认为你可以出院你就可以出院。你好好配合，到时候我们都会帮你说好话的，你就能尽快出院。

入院的头几天，戴英根本睡不着，医生给她服了安眠药才能勉强入睡，但仅仅睡着三个小时就醒了。她在床上翻来覆去，眼前又出现了校长的身影，还听到校长在讲话，说我看到的女孩子多了，但是你女儿长得漂亮，我就是喜欢她。她气得不得了，马上起床去找医生，说自己在医院里不放心女儿，校长已经讲了，就是要她的女儿。她不愿回病房，就坐在值班室不走。值班医生想，安眠药不能再吃了，就让她坐在这里谈心吧。医生愿意听她诉苦，戴英很感动，她就一五一十地把自己看到的、听到的都讲述了一遍。谈了一个多小时，值班医生很认真地听了，告诉她，这些事我们需要调查了解清楚，你现在就安心住院。

在医院里，戴英感到度日如年，心里很不放心女儿。好不容易盼到了会客时间，女儿和工会的几个同志都来了。女儿看到她就哭了，但是很快又止住了哭声，她安慰母亲，要母亲好好养病，争取早点回家。女儿说，工会的女同志每天都来看她，还带来新鲜蔬菜和点心，外婆和外公已经住到家里，她每天回家就可以吃到可口的饭菜，就是想念母亲，过去有母亲天天陪伴，现在有些不习惯。几天不见，女儿好像长大了很多，比过去懂事多了，还会安慰自己了，这让戴英感到很欣慰。工会的同志也说，要好好配合医生的治疗，早点回家。戴英很感动，没想到工会给安排得这么好，她表示一定好好配合治疗争取早点回家。戴英是想好好配合治疗，可是她并不知道自己是什么病，她只认为自己是失眠，神经衰弱，住几天好了就回去。

事情并非像戴英所想的那样。日子一天天过去，她每天按时吃药，很听医生和护士的话，积极地配合治疗，一心想早点回家，但是医生一直没有同意她回家。戴英不明白，自己不过是有点失眠，没有神经病，住那么长时间干什么？医生每天查房，护士每天给她做心理护理，过了十多天以后，医生才逐步谈到她的问题，她的多疑是一种精神疾病。戴英不能接受。医生告诉她，她的猜疑是没有根据的，更重要的是她不相信科学，女儿已经到医院检查了几次，还怀疑医生有问题。医生让她好好想想，不要马上回答医生。医生告诉她，以后不能带女儿去医院做妇科检查，这样会伤害女儿的自尊心，影响女儿的心理健康。目前你必须接受治疗，否则会因为你的精神不健康而影响女儿。医生谈到会影响女儿，这让戴英很担心，为了女儿，她认为自己会考虑的。医生每周会较长时间与她谈一次，认真地把她所提及的问题进行分析，医生对她提及的校长的事，用事实来说服她，让她按照校长所走的路线走一次，大约用了十分钟左右。医生问，就这么点时间，你自己想想看，周围没有地方可做这种事，又是大白天，时间，地点，环境都不允许发生这样的事，你自己想想可能吗？戴英来回走了好几次，突然醒悟过来，是啊，这么短的时间，又是白天，要是真有这事，路过的人肯定会把他抓到派出所。她开始感到自己是想得太多了。医生告诉她，你再想想，能找到什么证据再谈。

　　一个多月过去了，除了服药治疗外，医生每周都要给她作心理治疗，启发她对自己的病情进行分析，对一些精神症状结合医学知识作出合理的判断。戴英渐渐认识到自己是有些想得太多了，确实是有点多疑，但她认为这并不是病，因为很多人都会产生多疑，难道说他们都有精神病吗？医生告诉她，的确一个人一生中都有可能会对某些事情产生怀疑，甚至是多疑。关键是，如果这种怀疑被证实了是与现实不符合的，能及时地意识到自己的想法是不对的，从而能放弃自己的想法，这就是正常的思维。反之，一直坚持自己的观点，尽管与现实不符合，无论用什么方法都无法改变，长期纠缠不清，这就是病态思维，也就是精神病的一种表现，你的情况自己可以去分析和认识，相信你慢慢会知道自己是否有病。

没过几天，戴英来找医生了，她说自己是有病，是精神分裂，医生要她说说看，前几天你还说自己只是有点多疑，不是精神病，怎么一下就成了精神分裂症？精神分裂症在你身上都有哪些表现？戴英低头不语。实际上戴英并没有认识到自己有精神疾病，更何况是精神分裂症。

医生告诉她，出院很简单，只要女儿同意，你就可以回家。但是你既然来了，我们就得对你负责。你想想，你女儿只有十七岁，就因为你多疑，她去了好几家医院，作了好几次妇科检查，你没有意识到这会让她很没面子，伤了她的自尊心吗？这在她的成长过程中，使她失去自信，严重地影响了她的心理健康。你既然是真心地爱女儿，就应该为她着想，不要加重她的心理负担。你再想想，如果女儿的同学知道了这些事，大家议论纷纷，让她怎么面对？她这么小的年纪得承受多大压力？这些你为她想过吗？再说你把一些莫须有的罪名强加给对方，对别人的人生、名誉、家庭都会造成影响，你为别人想过吗？戴英听到这里，感到自己就像被一根大棒打了一下，没想到自己竟然做了那么多错事，不禁流下了眼泪。医生说，你有没有病，我们很清楚，好了没有，我们也很清楚，我们虽然只是每天早上查房一次，但是对于你的一切我们都了解得很清楚，一定是病房里的某人教你的。戴英点点头，心想表面看去除了查房，医生对我们不理不睬，没想到他们对我们的一举一动都很了解。戴英只好招供了，原来同病房的一个住院时间较长的病人告诉她，你如果想要出院，就得承认自己是精神分裂症，医生会认为你病情好了，对自己的病有认识，医生就让你出院了。

渐渐地，戴英不再纠缠着出院了，而是主动关心其他病人。过去一到会客时间她就吵着要女儿带她回家，还常常对工会来的同志发脾气，甚至骂他们是骗子，把自己骗到医院里来。现在情况变了，她除了关心女儿的生活，还关心她在学校的学习，要女儿好好学习不要担心自己，还说自己在医院生活得很好，医生护士都很关心自己。女儿听了这些话，心里既高兴又难过，她感到母亲变了，跟过去不一样了。在两个月后的一天，戴英终于在女儿耳边轻轻的说了一句，妈妈错了，让你受了好多苦，女儿听了凄然泪下，这一天终于到来了。女儿马上跑去找医生，告诉医生妈妈向她道歉了，她大声地说，我妈妈好了！医生说，我们知道她会这么做的。

工会来看望的同志也感到戴英有了明显的好转，她已经不再仇视工会的同志，对女儿的态度也有了改变，不再像过去那样盯住女儿问长问短，就像审问犯人似的，她现在一想到让女儿去妇科做检查的事就感到难过，觉得自己对不住女儿，意识自己过去是有些不正常。女儿很高兴地告诉她，医生说，再过些时候，就考虑让她出院。

又过了一个多月，医生通知她女儿和工会，可以出院了。戴英一听到要出院的消息便喜出望外，又可以天天陪伴在女儿身边，她要把女儿照顾好，让女儿好好地学习，毕业以后好好工作。

出院当天，医生又认真地和她谈了一次。戴英告诉医生她确实是有精神疾病，主要表现是多疑，多疑得太离谱，特别是怀疑校长最不应该，校长是一个作风很正派的人，工作认真负责，我胡言乱语污蔑他，很对不起他，我会去向他赔礼道歉。护士一直在给我上心理卫生课，现在我知道了这就是妄想之一的被害妄想。因为猜疑，逼着女儿去妇科检查，我真的对不起女儿，让她受了不少苦。今后我不会再做这样的傻事了。医生说，过去你天天吵着要出院，我们不同意，因为你来了我们就要对你负责，病情未好，不能出院。我们对出院有标准，第一，精神症状好转；第二，对自己的病情有一定的分析和认识；第三，要坚持服药，定期看门诊，进行长期的康复治疗；第四，对将来有一定的打算。这些你基本达到了，所以我们让你出院。

明天就要出院了，戴英很兴奋。这天晚上，她没有睡好，一直在想着自己出院后要做些什么，越想越多，直到天亮才迷迷糊糊睡着。起床后她去找医生，她很担心，害怕出院后病情反复，她要求医生再让她观察几天，医生说没关系，你可以出院，昨晚我值班看到你没睡，这不影响你出院，只要你能坚持服药，定期门诊随访，就可以避免病情复发。医生开玩笑说，你想出院时，不让你出院，你不想出院，我们又非要你出院，你需要尽快回归社会，尽快适应现实生活，我们让你出院，是认真考虑过的，你就放心吧。

当天，女儿及工会的同志都来接她，她告别了医生护士，回家了。在以后的几年里，戴英一直坚持看门诊，坚持服药，并在社区里参加康复治疗。她的病情时有波动，但她都能很好地配合医生，都能及时调整。

他做了一件终生后悔的事

小刘出身于一个不太幸运的家庭。他三岁的时候，母亲就患了精神分裂症，发病时整天在外乱跑，胡言乱语，因不能胜任工作病休在家，经常住院治疗，家里经济非常拮据，全家的生活重担都由父亲一人承担。母亲患病不能给小刘关爱及照顾，父亲成天忙于工作也无法顾及小刘，当小刘八岁时，母亲就发病自杀了，从此小刘更加孤独和寂寞。

小刘在学校里读书，因为衣服破旧，生活无人照顾，个人卫生也没有人给料理，同学们都嫌弃他，老师也对他冷眼相看，这种氛围让小刘很自卑，他常一个人，不去参加集体活动。同学们在操场上打球，他站在旁边看，他也很想和大家一起玩，可是大家并不欢迎他，有时他跑进去，同学们都不愿意把球传给他，他跑来跑去感到没有意思，只好离开。渐渐地，他离大家越来越远了。

一场史无前例的运动开始了。父亲解放前在银行里当过保安，这就成了所谓国民党的兵，就是国民党反动派。红卫兵到家里来抄家几次，没有搜到什么有用的东西。父亲不能去单位上班了，居委会安排他每天扫地，打扫公共厕所。学校停课了，小刘不能去学校，因为同学们看到他就骂他黑崽子、反动派，有的同学朝他吐唾沫，有的打他，有的朝他扔石头，当时只有十四岁的小刘就要承受这一切。看到父亲每天天不亮就去扫地，到中午都扫不完，连中饭也不能吃，小刘决定帮父亲一起扫地，这样可以减轻些父亲的负担，父亲就可以早点回家了。白天他们不能去干活，因为同学看到了就要骂他，为了减少麻烦，他和父亲每天夜里三点钟起床开始扫地，夏天忍受着蚊虫的叮咬，冬天要忍受刺骨的寒风。

不知从什么时候起，小刘渐渐在无人的时候听到有人在讲话，有时他听到妈妈在叫他，问他饭吃了吗，还说天这么冷，手上起了那么多冻疮，别去扫地了。妈妈哭，小刘也哭了，说不去不行，人家要批斗我们，不去扫地，我们吃什么呢？父亲也发现小刘时常会自言自语，有时听到他好像在和谁说话，有时莫名其妙地哭了，父亲隐约感到小刘的精神有些问题，但是没有引起重视，认为孩子年纪小，受不了这么大的压力，情绪有些变化，也不一定就是病。再说，就是病又能怎么样呢？也没有条件让他去看病。父亲在心里默默祈祷，希望小刘不要有什么问题，这个风雨飘摇的家庭再也无法承受更多了。

小刘的情况越来越不好，自言自语的情况越来越多，有时他一个人站在窗口大叫大喊，还经常发脾气，有时还砸东西，而且有明显的冲动倾向。过去别人骂他，他总是低头不语，任凭别人欺负，他可真是打不还手骂不还口啊。可现在不了。一天，几个同学见到他，他们就骂了两句黑崽子，他立刻跑回家拿了一把菜刀，冲了过去大声叫着，我要把你们杀了！几个同学一看不对头，掉头就跑，小刘追了过去把菜刀朝他们砸过去，好在他们跑得快没有伤到人。邻居也反映小刘像是变了一个人，以前老实听话，胆小怕事，现在不一样了，别人只要朝他多看几眼，他马上瞪起眼睛，要动手打人，也确实打了好几个人。邻居都说小刘有点不正常，建议父亲带他去看看。

父亲已经看到了，小刘确实是变了。小刘半夜站在窗前自言自语，父亲叫他去睡觉，他会发脾气，有时还会打父亲。父亲意识到他真的是有病了，应该带他去看看，可是哪有条件呢?

小刘的病情越来越重了，耳旁的声音越来越多，以前他只是在夜晚听到有人跟他讲话，听到有人在议论他，有的同学说他人很老实，有的同学说他是小反革命分子，是黑崽子，有的同学还说要批斗他，要把他杀了。他非常紧张，脑子里一片空白，不知所措，夜晚不能入睡。随着时间的推移，小刘听到的声音更多了，白天也听到讲话的声音，他感到很烦，有时一起床就能听到窗外骂他的声音，于是他站在窗口大骂，邻居们都知道他有病了，也不去理睬他。父亲看在眼里，也知道小刘的病情加重了，但是父亲认为他就这样每天闹闹问题不大，等以后条件好些再带他去看病。

这天晚上，小刘躺在床上，翻来翻去睡不着。他又听到有人在讲话，这个声音说，你现在的一切都是你爸造成的，你爸是反革命，你成了小反革命，别人骂你、打你，每天天不亮就去扫弄堂，他把你害苦了，杀了他! 小刘完全失去了控制，他被这个声音所操纵，于是他起床来到父亲床前。父亲正在睡梦中，他紧紧的掐住了父亲的颈部，父亲拼命的挣扎，小刘使劲掐住不松手，仅仅几分钟时间，父亲就停止了挣扎，停止了呼吸。这时，小刘仿佛意识到什么，他大声喊着，他死了，他死了! 深更半夜，邻居听到叫声都来了，大家一看，果然老刘已经一动不动，立刻叫了车子，把老刘送到医院，经过抢救，还是没能挽回老刘的生命。

邻居们在问清楚事情真相后，感到很害怕，也很同情小刘。警察来了，把小刘带到了公安局，经过调查了解，公安怀疑小刘有精神疾病，应该到精神病院进行诊断和治疗。

这一年，"文革"已结束。

小刘来到某区精神卫生中心，医生经过详细的检查后诊断小刘患的是精神分裂症，主要症状是幻听，而且是命令性幻听，听到有人叫他做什么，他就会去做什么，自己的行为完全受到幻听的支配。

入院时，小刘对自己掐死父亲一事显得若无其事。他承认自己掐死了父亲，因为父亲害了自己，因为是有人要他掐死的，他自己并不想这么做，只是听从了声音的指挥。

小刘很内向，他不与其他病人来往，只是一个人呆在病房的角落里发呆。每到会客时，其他病人都有家属来看望，有人带来点心和水果，小刘没有家属来看望，偶然会有居委会的同志或邻居来看他，他们也很关心他，给他带一些吃的。

经过几个月的治疗，小刘的幻听从多到少，声音从大到小，夜晚的声音渐渐少了，慢慢地，白天也听不到了，他的情绪也逐步好转。但是对于自己掐死父亲一事没有认识，只是说自己本来不想这么着，没有办法。

病房里每天会读报，做早操。每周有一次娱乐活动，护士和他们一起唱歌跳舞；每周还有一次精神疾病知识知识讲座，向病人介绍一些常见的精神疾病的症状，让病人了解自己的病情，可以很好地配合医生的治疗。平时，护士们给予病人心理护理。这不仅拉近了医护人员和病人之间的关系，同时，病人也能信任医护人员，有利于治疗和康复。

半年后，小刘的病情有了明显好转。他不再孤独，常会和其他病人一起打牌、做游戏，有时主动找医生护士谈心，还会关心和帮助年老的病人。医生及时给予他心理治疗，希望他尽快恢复自知力——就是对自己疾病的认识能力。功夫不负有心人，终于小刘明白自己做了一件平生最大的错事，自己犯了一个终身难于弥补的错误。

一年多过去了，小刘在医院生活得很好，性格也比过去开朗多了，可是每当看到其他病人家属来看望，他就一个人在远处观望，有时低头沉思。医生明白他在想什么，如果父亲还在，一定会来看他，一定会带来他喜欢的食品，如果自己能及早看病及早治疗，也就不会造成现在的后果，也许……

冬去春来，过了一年又一年，小刘经过治疗，病情基本稳定。如果他有家就可以回家，家里有亲属对他监护，坚持服药，在社区接受康复治疗，定期来看门诊就可以了，可是这是不可能的。邻居们都希望他能长期住院，长期治疗，大家都怕他再出意外。

她的未来不是梦

小敏出生在东北的一个城市，附近有森林，小溪。她从小就喜欢那里的冬季，洁白的雪花飘飘洒洒的落在地上，变成厚厚的积雪，孩子们堆雪人，滑雪。小敏无忧无虑地度过了自己的童年。

每年的春节，都是家里最热闹的日子。爸爸在外地工作，春节回来时总要给孩子们带来很多好玩的好吃的，还有最新颖的学习用品。从小小敏和弟弟就盼着过春节，这是他们最开心的时候。爸爸在小敏的心目中是可亲可爱、形象高大的人。爸爸是她最崇拜的人。

读初中时，小敏觉得爸爸回来的时间比过去短多了，有时只在家里住几天就走了，对她和弟弟也失去了往日的热情。小敏感到爸爸变了，跟过去不一样了。在读初中的三年里，小敏只和爸爸相处了不到十天，爸爸就像一个陌生人。

当小敏读高中时，在爸爸单位领导的关心下，他们全家团聚了，妈妈的工作也调到了爸爸所在的城市。一家人好不容易团聚了，本该高高兴兴的，可是，家里有一种不祥的气氛。爸爸常常出差，几天不回家，就是在家里也闷闷不乐，愁眉苦脸。没多久，妈妈就听到了一些风雨风言。妈妈的同学把这些事告诉了妈妈，原来爸爸在外有一个女人，是在一起工作的同事，他们已经相处了好几年了。妈妈是一个性格倔强的人，得知此事后，和爸爸大吵大闹，发脾气时把家里东西砸了一地。爸妈如此吵闹，小敏的心情也不好。小敏明白，只要考上大学就可以离开家，就可以不再受到他们的干扰。

爸爸在家里要么低头沉思，要么就是一言不发。过去小敏喜欢听爸爸讲故事，喜欢和爸爸打闹，现在小敏看到爸爸就生气，不想搭理他。在她心目中，爸爸的高大的形象已然消失得无影无踪。在单位领导的帮助教育下，爸爸结束了婚外情，可是家里再也没有过去的欢乐气氛。

小敏努力学习，终于考上了某大学的机械专业。上大学后周末小敏也不回家，一方面她要抓紧时间学习，另一方面，她不想回到那个只有伤感没有欢乐的家里。大学时，小敏已经长成了一个亭亭玉立的大姑娘，只是不太爱讲话，也不与同学交往。她原来性格活跃，现在变得比较内向。

　　小敏的专业是男同学成堆的地方。几个男同学都喜欢和她来往，可是她不搭理人家，她认为男人都不是什么好东西，再好的男人在这个社会里都会变坏。爸爸原来是多好的人，可他还是变了，变得连自己的妻子孩子都不要了，甚至忘记了自己的责任。她一点儿都不想谈恋爱。

　　班里有个男生，住得离小敏家很近，每当周末，他就邀小敏一起回家。其实小敏根本就不想回家，但是她又担心自己不回家，男同学会有看法，万一他知道了自己家里的事会让她很尴尬。于是，她同意和他一起回家，他们边走边谈，谈谈班里的事，也谈一些学习方面的事，甚至谈将来的打算。天长日久，小敏渐渐感到他是一个可以说知心话的人。一年，两年，三年过去了，小敏始终对他保持一种戒备，她不想再受到妈妈那样的伤害。这个男同学一直对她很关心，尽管小敏没有任何表示，他依然坚持周六约她一起回家。他们的关系就这样，平平淡淡的，没有浪花，没有激情。

　　在下乡劳动时，一天突然下起了大雨。豆大的雨点淋在身上，小敏没带雨伞，眼看就要淋透，这个男生跑了过来，把自己的雨衣披在小敏身上，同时又把另一个女同学拉到小敏身边一起避雨，他自己却站在雨中，还不时的给她俩拉好雨披。小敏很感动，他不仅对自己很关心，对别的同学也很关心，这说明他是一个非常善良的男孩。以后又发生了很多事，这个男同总会考虑到她，小敏感到他就像自己的大哥哥，可亲、可敬，小敏和他的关系比过去亲近了许多。可是在小敏的内心深处，仍是拒绝恋爱的，她并没有想过要把他当成自己的恋人。

大学快毕业了，不少女同学都有男朋友了。小敏并不羡慕他们，在她看来，开始总是美好的，将来是不可预测的。人们常说婚姻是爱情的坟墓，小敏认为这句话是有道理的。

此时，班上的同学早就认为小敏和那男生是恋爱关系。一天，男同学对她说，我有一件重要的事跟你说，晚饭后，我在花园里等你。小敏感到很奇怪，说，你现在说吧。男同学说，我一时说不清楚，晚上我会详细跟你讲。晚饭后小敏来到花园里，男同学早已在等她了。平时这个男同学跟她讲话很大方，也很随便，今天却似乎很拘谨，说话声音很小。他说，我们相处已经四年了，你觉得我这个人怎么样？人们常说，天时不如地利，地利不如人和，同学们都说我们是天生一对，你也应该知道，我喜欢你。小敏一时不知道该怎么回答他。小敏知道，有女同学喜欢他，但他拒绝了。难道他是因为我而拒绝其他女同学吗？小敏说，我看某某同学很喜欢你，你为什么要拒绝呢？男同学说，这还用问吗？马上要分配了，我希望能把我们的关系定下来，我们就可以要求分配在一起。工作安排好后，我们就结婚。这个问题是小敏预料中的，也是小敏一时无法接受的。小敏愣了好一阵，才说你的问题提得太突然了，让我考虑一段时间。男同学说，你应该早想到了，只是我没有说出来，你怎么会觉得突然？最后他说，好吧，我等你。

两周过去了，小敏有意在回避他，她没有给他答复。学校已经安排填写分配志愿表，他又来找她了，问她考虑好了吗？两周来小敏心里很乱，很矛盾，说实话，她知道他喜欢她，她实际上也喜欢他，但是爸爸身上所发生的事情对她影响太大了。她考虑了好几天，认为纯洁的爱情是不存在的，天长地久的婚姻也是不存在的，现实中，人是会变的。她把这想法告诉了他：第一，他们的关系不能再发展，永远只能是一般的朋友关系；第二，她这一辈子都不想结婚。他终于明白了，这就是他们之间的关系不能发展的原因，原来她有一颗冰冷的心。

后来，他得知了小敏的故事，多次安慰她，表示自己决不是一个不守信用的人。但是一切努力都无济于事，小敏还是坚决回绝了他。

大学毕业后，小敏被分配到某研究所工作，她话不多，工作很努力，很快得到了大家的信任，大家都喜欢这个文静、听话、老实的小姑娘。由于她刚工作，很多方面不熟悉，科主任安排了组长带她一年，对她画的图纸进行修改和审查。组长常表扬她画的图纸好，在给她修改图纸时，教给她很多技巧，小敏的绘图技术提高很快。

不知何时起，小敏忘记了自己的誓言，从来不愿意恋爱不愿意结婚的人，莫名其妙地单恋上了这位组长。组长却浑然不知。小敏每天很早就到办公室，把桌子擦干净，并给组长泡好茶，盼望着组长快些到来，组长一到，小敏就非常高兴。渐渐地，小敏感到组长所说的每一句话都在做出暗示，每一个动作都有特殊的意义。组长说，小敏，你不要这么早来上班，还把卫生打扫得这么干净，也不用给我泡茶了。小敏认为组长表达了自己的爱意，只是没有用语言而已。

时间一天天过去，小敏深爱上了组长。小敏此时才体会到，这就是无声胜有声。每天下班后，组长总是最后一个离开办公室，他是一个做事非常认真的人，他要检查水电开关，检查门窗是否关好。这是组长多年来的工作习惯。可是小敏认为这是组长在等自己，小敏也留了下来，但是组长从来没有说过什么暗示的话，也没有什么暗示的动作，这和以前男同学追求自己时不一样，男同学很主动，很热情，只是自己没接受。小敏很纳闷，他那么爱我，为何又不明确地表示？想了又想，小敏认为组长比较成熟，他与小年轻不一样。她需要耐心的等待。

一年多过去了，小敏等待着组长向她求爱，可是组长毫无动静，他除了和小敏谈工作，从不谈私人的事。小敏依然每天下班等他，可是他仍然没有什么亲切的语言和举动。小敏心想，他大概不好意思，那么我先说吧。

下班后，小敏等大家都走了，就对组长说，今天晚上我们一起去吃饭吧。组长说，不行，我得赶快回家，家里有很多事等着我呢。我要去买菜，回家做饭，我妻子怀孕了，我得回去照顾她。小敏说，你在骗我，你没结婚。组长说，我结婚两年多了，妻子在设计院工作，她怀孕了，我们感情很好。科室里的人都知道，怎么就是你不知道？组长说你还年轻，喜欢你的人有的是，你会找到自己的意中人的。组长说完就急忙走了。

这一夜，小敏失眠了。她哭得很伤心，她感到不可理解，不可思议，怎么从来没有听说过他已经结婚？爱我的人，我不喜欢他，我爱的人又结婚了，老天实在是不公平。

经过这件事，小敏变得更加孤独内向，她不愿意讲话，每天低头画图，也不与他人来往。同事们都认为她孤独内向，不愿意多讲话，也就不和她来往。小敏失眠加重，白天脑子里一片空白。渐渐地，她感到办公室里的人都用一种特殊的眼光看自己，他们似乎在是监视自己，自己的一言一行都被他们记录下来。她觉得他们在自己的办公桌下安装了监视器，她每天一上班，首先就要检查一下桌子下、椅子下面有否存在监视器。她的行动让大家感到很奇怪。某天，她在看书，一个同事把窗子打开，她突然感到这个同事是别有用心，外边有公安局的便衣在监视自己，她是故意向外面传递信号。接连几天，小敏没去食堂吃饭，一个人呆坐在办公室。一个女同事看她没去吃饭，就从食堂给她带回来一份，还告诉她，中午一定要吃饭，否则对身体不好。小敏想，她这么关心我，有什么目的？转念一想，她平时对我不错，我还是吃了吧。可是她刚吃了几口，就发现有问题，感到味道不对，发苦，一股农药味。她立刻跑到卫生间，把饭菜吐了出来，并拿了一小块肉去化验。下班后，她来到化验室，把肉交给了同学，要她帮忙化验一下，同学感到莫名其妙，看看闻闻，觉得没什么必要，但是小敏坚持要化验，同学只好化验了，同学告诉她，没有农药，不要胡思乱想了。小敏认为同学没说真话，自己明明吃到了农药味，怎么会没有呢？同学曾是自己高中时的好朋友，现在是不是变了，也和他们串通好了对付自己？小敏很紧张，坚信自己的判断没错。

晚上，小敏把白天发生的事想了又想，她无法入睡，感到有一种不祥的预兆。第二天，她来到办公室，感到气氛非常紧张，大家都用一种奇怪的眼光看着自己，自己正处于大家的监视下，周围的人都要害自己。这时组长跟小敏说，你的图纸要修改，你到地下室去把老图纸拿来对照一下。小敏突然感到非常紧张，啊，要我到地下室去，他们是要我去地下啃死人骨头！想到这里，小敏异常恐惧，她什么也不顾，什么话也没说，一路小跑回家了。

　　回家后，她把科室里发生的事情告诉了父母，他们感到不可思议，母亲说，单位里的同事为什么要害你？再说，地下室也不可能有死人骨头，那里放的是资料。你不要胡思乱想。在母亲再三追问下，小敏说，因为自己是第三者，人家都仇恨她，所以想办法害自己。

　　为了了解事情的真相，父母亲决定到单位里去看看，原来小敏确实爱上了组长，但是组长本人根本就不知道，而且除了工作，没和小敏有过任何私人交往，发现小敏对他有意后他就告诉小敏他结婚了，他和妻子感情很好。父母亲明白了，小敏是在单恋组长，在得知组长已经结婚后，受了刺激。他们认为小敏是失恋了，休息一些时候，她想通了，就会好的。

　　同事都不了解小敏的真实情况，都以为她是单恋受了刺激，并没有想到她有其他问题。尽管小敏的想法古怪离奇，但父母亲认为女儿没得什么病，出于对孩子的溺爱，他们总是从好的方面去想。某天，他们看到一则广告，声称可以治疗失眠症，还可以治疗某些精神疾病，他们信以为真，如获至宝，立即前往某市花了几千元购买了一个治疗仪。他们要给小敏治疗，小敏坚决不同意，小敏认为她根本就没有病，不需要治疗。小敏认为父母亲有点不正常，自己好好的，乱花钱买什么治疗仪？父母很着急，无奈之下，他们决定晚上等小敏睡着以后给她治疗。晚上他们一直不睡，等小敏睡着了，父亲把仪器给小敏戴在头上，治疗二十分钟后才拿走，父母亲这样每晚上很辛苦守候她，治疗了一个多月没看到有什么效果，就连睡眠都没有改善，但是他们还是坚持着，相信只要努力总是会见效的。

一天晚上，小敏睡得迷迷糊糊，发现一个人影在床边晃动，她一下紧张起来，大声叫着，这是干什么？一看是父亲正在给自己头上装仪器，她用力把仪器拉下来。小敏大哭起来，原来单位里已经和父母亲勾结在一起要害自己！父亲半夜三更来干什么？很清楚，父亲想要强暴自己，任凭母亲怎么解释，小敏都不相信。小敏起床穿好衣服就要外出，母亲很担心，一个小姑娘半夜跑出去多不安全，好说歹说才把她留住，

一个多月过去，小敏的病情非但不好，还发展了，父母也成了她的敌人。这时，父母才意识到小敏是有精神方面的疾病了，在亲戚朋友的建议下，他们决定让小敏到某区精神卫生中心就诊。

医生经过全面了解病史及检查后，诊断小敏患的是精神分裂症，而且已经很重了，延误了早期最宝贵的治疗时间。医生认为目前最好是住院治疗。父母不太愿意她住院，他们担心别人知道她得了这种病，会看不起她，将来谈朋友结婚都会很麻烦。医生再三劝说，他们还是坚持回家服药治疗。医生没办法，只好给他们提出三点建议，一，必须按时服药；二，必须24小时有人看守，预防发生意外；三，病情变化随时来院。他们表示一定会

照办。

　　小敏对父母把自己带到精神科看病非常抵触，她反复强调自己根本没精神病。相反，她认为父母精神不太正常，他们过去天天在家吵闹，现在他们不吵了，又把目标指向了她。回家后，父母给她服药，她当时就把药给扔了，还发脾气骂他们。父亲为了让她吃药，就说，这个药没有什么问题，我先吃，看我没什么反应你再吃。小敏很不高兴地说，你要吃就吃，干嘛非要我也吃？我看你们是有病应该吃药，我可不吃。父母想了很多办法，他们买来了西洋参胶囊，把洋参倒出来，再把药冲成粉装入胶囊，然后他们告诉小敏，这是补药，吃了可以改善睡眠。小敏信以为真，睡前把药吃了，睡眠是好了些，可是第二天她感到头昏脑涨，人也很难受。她马上意识到是父母给自己吃药了，她发脾气把家里东西砸了很多，最后把刚买来的电视机也砸了，地上一片狼藉。小敏还说，你们再给我搞鬼，想法子诈我，我就死给你们看，省得你们再动什么坏脑筋。她跑到了阳台上，母亲吓呆了，父亲拨打了110，在警察的帮助下才把她又送到医院里。

　　小敏对住院不反感，她认为在单位不安全，在家也不安全，住就住吧，反正在哪里都一样。小敏在病房里很傲慢，很孤独，她认为自己是大学生，不想搭理别人。医生护士对小敏很关心，医生从不去盯住她或是问一些敏感的话题，只要求她好好吃药，配合治疗。小敏常去找自己的主管医生，她想问清楚，自己到底有没有精神病，医生没有回答她，只说过两个月，我会告诉你。开始小敏也是不愿意吃药的，可是有一种氛围使她感到应该去吃药，到吃药的时候，病人都排好队一个一个地吃，还有医生护士在一旁检查，她觉得自己还是服从大局吧。医生每天早上查房，就像和她谈心一样，她不愿意暴露自己的真实想法，医生也不刨根问底。

一个多月过去了，她感到医生护士对她很好，觉得和他们相处就像是朋友一样。一天，她终于把自己的心里话全都说了出来。她告诉医生，她曾经非常尊敬父亲，可是父亲有了第三者后对妻子子女都不关心，她讨厌父亲的这种行为，而且她认为男人都不好，所以她拒绝了大学同学。工作以后，自己也不知道怎么会爱上组长，组长都已经结婚好几年，别人都知道，就是她不知道。又过了一些时候，小敏告诉医生，她原来对医生护士有警惕，不想说真心话。其实她在一年前就变得多疑，有时到办公室，看到别人在讲话，会怀疑别人在议论自己，错爱上组长遭到拒绝后更加多疑，认为别人都想害自己，感到有人给自己的办公桌安装了监控器，自己的一言一行都受到监视，最后发展到可笑的地步，那天组长要她去地下室去拿图纸，她马上想到那里有很多死人，他们是要她去啃死人骨头……她的疑心病逐渐加重，到后来什么都怀疑，连父母都怀疑。

三个多月过去了，小敏的疑心病基本好了，她能认识到自己所得的是什么病，对自己发病时的一些事情能很好分析，并能很好地吃药，积极配合治疗。在心理治疗时，医生和她一起分析为什么要拒绝男同学，包括自己喜欢的男同学，是因为自己有个心结，父亲的事情给她心里留下了阴影，从而得出了一个错误的结论，认为所有男人都不可信。医生说不能因噎废食，这个道理你应该懂。小敏又说，我很讨厌第三者，怎么我又成了第三者？医生说，当时你处于病态。由于多疑，你会把一些毫不相干的事情联系到一起，总觉得别人在向你传递某种信息，甚至是别人在向你示爱，实际上别人什么都不知道，组长从头到尾就没对你说过有关爱情的话，他只谈工作，是这样吗？小敏同意，她担心将来无法面对组长。医生说，不用担心，他是一个很有修养的人，他知道你是病态，能够理解。

小敏就要出院了，她希望多跟医生谈谈，医生告诉她，关键是按时吃药，养成规律的生活习惯，定期来看门诊，医生好随时了解你的病情，及时调整药量，从而保证病情稳定。小敏说，放心吧，我保证做到。

小敏出院后，休息一段时间就上班了，单位领导对她很照顾，还给安排了一个轻松的工作，让她方便休息。小敏对调动工作也能理解，自己虽然是大学生，但是生病后工作能力下降，加上吃药，身体也不适应，所以她很乐意地接受了。这段时间小敏感觉很好，她按时吃药，定期来看门诊。病情比较稳定，每次来看门诊，她都能很好地和医生交流，医生也认为她恢复得不错。

半年过去，小敏感到自己病情已经很稳定，有时忘了吃药照样很好，于是小敏认为可以不吃药了，她把医生的忠告忘得一干二净，她甚至认为医生是过分谨慎。她想试试看，开始每天少吃几颗，过了一些时间，她感觉很好，睡眠没有变化，情绪也很好，于是她认为每个病人的情况不同，不是千篇一律的要天天吃药，有些完全可以不吃药。她把药停了。起初几个月，病情没有什么变化，她感觉很好，于是她门诊也不去了。

好景不长，停药后的第四个月，小敏就发病了。开始睡眠不好，入睡困难，早醒，情绪波动，容易发脾气，她并没觉得自己发病，还认为自己很正常。有时整夜不能睡觉，第二天头昏脑涨，糊里糊涂的，有时还把货发错了。渐渐地，她耳边会听到有人讲话，有人骂她是第三者，有的人还说，条件那么好，人长得漂亮，工资高又是某大学的学生，怎么就嫁不掉？她听了又气又恨，发脾气把东西砸了。没几天，疑心病又来了，她认为周围邻居在监视自己，父母也在跟踪自己，出去买点心，路口有一个人在卖黄瓜，她马上觉得这个人是在暗示自己是黄瓜，于是走过去责问人家，为什么要说她是黄瓜？卖瓜人被她问得莫名其妙，她和卖瓜人吵了起来，母亲听到了赶快过去给人家赔礼道歉，并把她拉回家。某天下班回家，她在电梯里碰到了同一个单位里的处长，这人只是认识，彼此从未讲过话，也从不打招呼。小敏忽然觉得这个处长帅气，有魅力。小敏感到，原来他才是我要寻找的对象！回家后她找来了这个处长的手机号码，给处长发去了一百多条短信。晚上她睡不着，起来又给处长发去了两百多条短信息，几百条短信息内容都差不多。处长感到莫名其妙，不过他似乎感到发信人是不太正常。而且他也根本就不知道是谁发的。父母知道她发病了，第二天把她送到了医院。

小敏第二次住院了。她已经熟悉了医院的环境，上次住院时和医生护士关系很好，这次来了对医生护士还很客气，就是对父母仇恨有加，动辄对他们发脾气。她反复强调自己没有发病，是父母有问题，一心想把她往医院送，她对父母说，你们把我送进来，你们就万事大吉了。

小敏对治疗还是很配合的，她心里明白，进来了就要吃药，这可是雷打不动的。经过两个多月治疗，病情得到了控制，耳边的声音消失了，疑心病也好了。

医生在给她做心理治疗时，再次对她的病情进行了分析，精神分裂症这个病是需要长期治疗的，你在停药一段时间病情稳定，是因为你吃了一段时间的药，血液中还保持着一定的药物浓度，所以你没有发病，可是一旦药物浓度降低，你就会发病，而且发病会比原来严重。你上次发病主要表现为多疑，这次症状就较上次多，除了多疑，还有幻听。在每周一次的心理健康教育里，你已经知道了自己的症状是被害妄想，总是感到有人要害自己，这次感到周围邻居在监视自己，还有关系妄想，跟你毫不相干的事都认为跟你有关。小敏承认自己只吃了两个月的药就不想吃了。小敏自己也认为有些事不可思议，卖黄瓜的不认识自己，不可能说自己是黄瓜，当时脑子不清楚。说到给楼上处长发短信，自己当时怎么想的现在也不知道，对这个人没有什么印象，只是在电梯里常碰到，仅仅知道是一个单位的处长，具体情况根本不了解。

小敏病情稳定了，医生考虑让她早点出院，希望她不要脱离社会。医生说，我们给你的建议太多了，还是你自己认真考虑吧。小敏表示她会吸取教训，认真吃药，定期来看门诊。

小敏出院一年多了，一直坚持吃药，每个月都会来门诊，除了配药，也和医生谈谈心。一次小敏来了，她不好意思地告诉医生，父母在给她介绍对象，已经看过好几个，她不太满意，有的学历比自己低，有的经济条件好但年龄太大，有的人长得太差，都不是自己心目中的人，自己想找一个帅气、高大，学历和自己差不多的人，总之想找一个白马王子。医生对她说，给你提两点建议：一，要找一个关心你，理解你，善良可靠的人；二，要如实把病情告诉对方，让对方了解你的病情，将来才不会埋怨你，在需要的时候能照顾你。医生又说，我们都生活在现实社会里，自己的想法也要适应现实。医生的一席话让小敏受到启发，原来她总认为自己是名牌大学的学生，工作单位好，应该找一个自己满意的白马王子，现在看来是不现实的。

小敏二十八岁了，父母很着急，因为他们年纪越来越大，越来越没有能力来照顾小敏，如果她能找到一个好的丈夫，由他来照顾她，他们也就放心了。经过一段时间挑选，终于确定了一个人，这人年龄和小敏差不多，个子不高，长相一般，学历比小敏低，工资也比小敏少。开始小敏不同意，后来在亲朋好友的劝导下，小敏才同意了。小敏对医生非常信任，把他带到医院里并让医生和他谈谈，医生把小敏的病情向他作介绍，小敏的治疗情况，小敏对治疗的态度，以及将来可能碰到的问题都跟他讲了，希望他能认真考虑。他说小敏也曾跟他说过，但是没有这么细。最后他说，我已经考虑好了，我既然选择了她，就决心要照顾她一辈子，不管碰到什么困难，我都不会放弃。小敏听了很感动，她并不爱他，但觉得他是个心地善良、可靠的人。医生又提了一个问题，你们结婚后，最好不要孩子，这个未来的丈夫表示理解，同意将来不生孩子，小敏心里不愿意，因为她很喜欢孩子。医生说，病人长期吃药对胎儿有一定影响，当然影响有多大，达到什么程度，目前谁也搞不清楚，还有就是不能排除遗传因素的影响，这是肯定的。出于对孩子的将来负责，最好是不要孩子。

小敏结婚了，她给医院医生护士送来了喜糖，大家都为她高兴，希望她病情稳定，祝福她生活幸福美满。

结婚后丈夫对小敏非常照顾，丈夫包揽了几乎全部家务，每天上班送她，下班接她。原先小敏并不爱他，可是他的真心照顾和关心使她渐渐爱上了他。丈夫很听医生的话，每天按时给小敏吃药，小敏的病情一直很稳定。

小敏曾经很悲观，觉得自己得病后一切都改变了，原来自己是一只白天鹅，可以自由自在地飞，现在成了黑乌鸦，到处不受欢迎；也曾有过抑郁，甚至有过消极的想法。但是在经过治疗后，小敏康复得很好，有社区的关心，有家庭的关爱，她走出了疾病的阴影，重新生活在阳光之下。

他被卫星控制

周明二十七岁，毕业于某中专，学习电子技术，工作已八年，业余喜欢阅读有关卫星、新科技方面的书籍。性情孤独的他，没有朋友，很少与人来往。

不知从何时起，他渐渐感到自己是一个身份特殊的人，他肩负着国家的重任，手里掌握着国家的重要机密，表面上他是在工厂里上班，实际上他从事的是很机密的工作，对任何人都是保密的，就连他的父母亲也不能告诉。自从有了这个"特殊身份"后，他的一切都改变了。

每天上班路上，他都要前瞻后顾，看看是否有人跟踪自己。一天，他出门没走几步，就觉得有人盯上了，他慢走此人也慢走，他快走此人也快走，实在没办法，最后，他干脆到中百一店，里面挤挤攘攘，人来人往，总算把这个人甩了。为此，他经常迟到，班长问他，为什么近来经常迟到，他开始不讲话，问了半天，他才说这是秘密，不能说。班长说，我不管你什么秘密，你就要告诉我，你为什么迟到！他只好说是有人在跟踪自己。班长感到不可思议，你是一个小技工，又不是大款，也不是美女，人家跟踪你干什么？周明说，我虽然不是大款，不是美女，可我是一个特殊的人，他跟踪我，总是有道理的。班长听了一头雾水，就说，你是不是脑子出毛病了？周明说，什么毛病？我好着呢。看看周明说话没什么问题，行为也很正常，上班时也没发现他有异常举止，班长也就不多问了，只是提醒他以后上班不要再迟到了，周明说，保证以后不迟到了。班长感到周明有些怪，但也只是觉得大概是他性格古怪吧。

自从发现有人跟踪，周明特别小心，事事谨慎。

一天回家，看看窗子好像被人动过了，又感到墙壁上安装了监控器、窃听器，他的一言一行都被记录了。他很紧张，拿了一个锤子在墙壁上敲打，敲了很长时间，没有找到监控器。父母听到敲打声，到他房里来看，问他在找什么东西，他急忙摇摇手，示意不能说话。他继续敲打，累了，休息一会儿再敲，折腾了一夜，他自己不睡觉，还影响父母也不能休息。就这样，他每天回家就到处检查，从窗子到门、墙壁都敲打一遍。白天还好，晚上敲打，邻居们都有意见。接连几天，邻居来提意见，晚上孩子要做功课，白天上班的大人晚上也需要休息，时间长了，我们受不了。反映了几次没用，周明仍然每天晚上敲打。父亲很着急，问他什么事，他不讲只用手势来表示，父亲发火了，你这是什么哑语？我听不懂！周明急了，就拿了一张纸在上面写：我被人安装了监控器、窃听器，我不能讲话，一讲话就给录音了，泄露了机密，我的生命就危险。父亲觉得不可思议，问他，什么人给你安装的？为什么要给你安装？他直摇头。他每天敲打，邻居提了意见也无用，只好向居委会反映了情况。居委会的人来家里了解几次，父亲不愿说出真相，只说他这几天有些不舒服，敲打几下，心里会好受些。过了几天他仍旧如此，邻居只得向派出所反映。

派出所的警察来了，要找他谈谈，他说自己没干什么坏事，没犯法。警察耐心地告诉他，你是没犯法，但是不能影响别人的正常生活，你只要保证以后不再敲打，就什么事都没有，你能做到吗？周明说自己没法做到，因为自己身份特殊，肩负着重任，所以受到坏人的迫害，他们一直在跟踪自己。为了掌握自己的一举一动，他们在家里安装了各种仪器，用来监视自己的行为。他没有查到仪器，但是敲打以后，可以把它们弄坏，让仪器不能正常工作。警察一听，知道他是脑子有问题了，谈下去是没有结果的。他们对周明的父亲说，我们观察下来，感觉他有些问题，应该到精神科看看，进行治疗。周明的父亲也感到儿子确实是有问题，说，我看他每天去上班、吃饭，生活都正常，又不打人骂人，觉得他不是精神病，所以这么多天始终没想到让他去看精神科。

警察说，我们观察下来感觉他存在问题，至于是什么问题，要医生看了才知道，如果有病就应该及早治疗。周明的父亲也感到有必要去检查和治疗。周明当然不肯去医院，他认为自己是国家安全局的保密人员，怎么能随便去医院呢？好在有警察。在他们的帮助下，周明被送到了某区精神病中心。

在门诊处，经过检查，医生认为他应该住院治疗。周明心想，我哪有什么病？很多重要的国家机密，我不能说，不能解释，他们不知道内情，以为我精神有问题，把我送到这儿，我得想办法逃走。他想了很多办法，一下说要去厕所，一下说要去喝水，警察都陪着他，在等待肝功能化验结果的时候，他又跑到大门外边，说里面空气不好，胸闷，透不过气来。大家都陪着他在大门外边，这时，医生说，他一旦逃走，在外边很不安全，对他对他人都存在隐患。这样吧，你们先到一个封闭的诊室去等候，这样比较安全。周明无路可逃，结果出来后，符合住院标准，周明只好住院了。

周明入院时态度很傲慢，他认为自己是国家非常重要的人物，被弄到这里，简直不可思议。他不理睬任何人，只对医生说，我现在承担的是国家极为重要的任务，你们把我关在这里，影响了我的工作，你们负得了责吗？正因为我是特殊人物，很多人在监视我，跟踪我，千方百计要迫害我，你们这样做不就成了他们的帮凶吗？医生告诉他，工作重要，治疗也不可少。周明说，我没有病，不需要治疗。医生说，你睡眠不好，我们先给你改善睡眠吧。

周明对吃药极为反感，但是自己实在是好多天没有好好睡觉了，感到头晕眼花很难受，就听医生的，先吃点药改善一下睡眠吧。吃了几天药，睡眠明显好多了，可是身体总有一些不舒服，颈部活动受限，肌肉似乎很紧张。周明恍然大悟，原来医生在给我吃安眠药的时候加了某种药物！电影《追捕》里就有这样的事，坏人把主人公定成精神病人，关进精神病院，串通了医生给主人公服用中枢神经阻断药 AX，想置主人公于死地。但是主人公非常聪明，他及时识破了坏人的阴谋诡计，在吃药时假装吃下，然后把药藏起来送出去化验，才揭露了坏人的真实面目并把他们抓住，自己这才得以解脱。

周明认为医生也在给他吃类似的药物。于是，周明吃药时假装把药吃下，然后把药藏在手指间，并张开嘴巴让护士检查。护士小徐是一个工作认真细心的人，她笑笑没说话，把周明的手打开，药片就在手里，周明只好把药吃了。过了几天，周明感到药物反应很重，还得想办法，于是在其他病人的指点下，周明采用了其他办法，服药时是逃不掉的，他把药吃下去，马上就跑到卫生间用手刺激咽部，用呕吐的办法把药吐出来。可是，他还没有出来，护士小徐就站在门口，周明看看小徐，我们无冤无仇你为什么老盯着我？这样吧，你不要说出去，我让父亲送些钱给你。我工作了好多年，存了不少钱，真的。小徐笑笑，别说了，快去补吃药吧。周明感到纳闷，我不管做什么他们都知道，可能他们也在监控我。周明想了很多办法，都给护士们识破了。算了吧，还是老老实实地吃药吧。

两周过去了，周明感到越来越难过，全身不舒服，肌肉又酸又痛，有时感到坐立不安，他认为肯定是医生给自己吃了含 AX 的药片，医生一定是被某些人收买了。这天晚上，周明躺在床上，他在收听卫星发出的各种信息——来自卫星的信息都是一般人不可能知道的——并对这些信息作出处理。天上的星星一闪一闪的，他非常高兴，这是告诉他，星星已收到了他的信息。尽管自己已经失去了自由，这些非常重要的工作仍然可以完成。周明也听到了来自卫星的指示，夸奖他任务完成得很出色，还要继续努力。

查房时，他告诉医生，我的工作非常重要，属于国家绝密，所以我不能对你们讲什么，希望你们能够理解。医生说，我们不谈国家绝密，就谈些生活问题。医生问，你和邻居关系好吗？周明说，本来很好，现在变得紧张了，他们在我家里安装了窃听器、监控器，监视我的一切行动，他们被坏人利用了。我是国家保密局的重要人物，很多人想迫害我，邻居也加入了他们。医生问，你是怎么知道的？周明说，卫星告诉我的。医生说，你每天敲打墙壁，找到了吗？周明说，早被他们藏起来了，要是能当场拿到证据，早把他们关进监狱了，还让他们活到现在？周明说，这几天他发现医院里也装了窃听器和监控器，夜晚他曾起来到处看过，没找到——其实，医生昨晚就观察到了他的行动。

一个多月后，周明告诉医生，最近卫星发来的信息明显减少了，医生问他，是什么原因？周明说，可能因为住院不方便联系。我所接受的任务是特殊的，关系到国家的命运，不能对任何人透露，我在医院里，人比较多，安全度低，所以中央就很少跟我联系了。医生明白，药物已经见效了。

值班护士反映，周明上半夜睡得很好，下半夜睡醒后就在床上自言自语，有时起床对着窗外在小声说话，他告诉护士他在工作不要打扰他。一天他告诉护士，自己晚上接受了任务，电磁波发射了信息，他在处理一些重要的国际事务。信息还通知他，为了安全，今后减少联系。

随着治疗的进展，药物的作用进一步发挥，周明的自言自语明显减少。当然,他并不认为是自己的病好转了,他自认为卫星发射的信息减少是因为安全因素。

一天晚上,周明躺在床上,看到窗外皎洁的月亮,特别的明亮,很多星星忽闪忽闪的,一颗星星闪着光芒静静地向远方滑去,他感到这星星正在给他发送信息,问他最近任务完成得怎样,自己的特殊身份是否暴露。他很着急,整天关在这里,无法进行工作。他起床在病房里来回走着,敲敲墙壁,看看是否有人安装了监控器,随后又在床下找了很长时间,没有发现监控器、窃听器之类的东西,然后才放心地躺回床上。他的这些行为举止被值班护士观察得很仔细,第二天,护士就向负责他的医生汇报了情况。医生判断他的病情有了好转,但是精神症状不可能一下全部消失,只有药物血浓度进一步增加,精神症状才会逐步消失。

两个多月过去,周明的睡眠明显好转,半夜里起床敲墙壁的情况没有了,也没有到处找监控器、窃听器的行为了。医生认为他精神症状基本缓解了,下一步将要让他认识到自己的疾病,了解治疗的重要性和坚持治疗的必要性,这样才能避免疾病的反复。

周明病情好转后,很愿意参加病房里每周一次的心理讲座,在这里他可以了解到很多精神疾病的一般常识,比如什么是精神疾病,精神疾病有哪些表现,知道了什么是妄想,他也隐隐感到自己好像有点问题,但是他并不承认自己患有精神疾病,更不会患有精神分裂症。

一天,某病人称自己是某总理的儿子,周明听了好笑,其他一些病人也感到好笑,大家认为这是不可能的。这时,负责宣教的护士说,这就是我们常说的夸大妄想,前天上课时讲过,明明不存在的事，他却硬说是真的，你们都感到好笑，但他却认为是事实，大家都认为可笑。可是有些事就不是那么容易判断，就像我们这里有一名国家的特工，他从事着国家的机密工作，现在在这里休养，你们想想看，他这是真的吗？很多病人又搞不清楚了，有的说是真的，有的说是夸大妄想。

周明感到护士好像是在讲他，但是也没有提到他名字。他认为那个病人说自己是总理的儿子，这肯定是不可能的，当然也就是妄想了，而自己还不一定，因为很多事情还没有搞清楚，就不是妄想。

又过了一个多月，周明对主治医师说，他现在明白了自己的身份，他初中毕业后读了技术学校，在学校里学习了无线电技术，还有信息方面的知识，在厂里从事电子技术方面的基本工作，实际上是一个工人。自己根本就不是什么特工，也没有从事国家的机密工作，前些日子脑子很乱，有时糊里糊涂的，总认为自己是国家的特工，专门从事情报方面的工作，因为身份特殊，老担心有人会来害自己，认为有些人在自己周围安装了监控器和窃听器。为什么会认为自己是从事国家机密的特工呢？现在感到有点莫名其妙，自己想想有些好笑。在卫生宣传教育课上，我也知道了什么是妄想，但是，我总认为自己不是，某某病人说自己是总理的儿子，一听就知道是假的，前些日子一直认为自己不是妄想，现在才想明白，的确是妄想。邻居都被我吵得无法休息，现在想想感到对不住他们。我们过去邻居关系一直很好，他们实在受不了了，才去派出所告我的，我不怪他们。

经过治疗，周明的精神症状基本缓解了。医生及时帮助他认识到自己疾病的性质，对他的精神症状进行分析和认识，只有这样，才能保证他今后能进行长期的康复治疗，才能避免疾病复发；只有这样，才能保证他能够重新回归社会，像正常人那样工作和生活。

第二章　抑郁症

抑郁症是心境障碍的主要类型，以情绪低落为主要临床症状，发病时闷闷不乐，心情极差，言语动作明显减少，动作缓慢。有的病人伴有睡眠障碍，入睡困难或早醒；有的病人会出现精神症状，感到自己无用，拖累家人，又认为自己罪孽深重，不该活在世上；有的病人认为自己得了不治之症，于是产生许多症状，整天唉声叹气，度日如年，感到生不如死。由于抑郁症病人不像精神分裂症病人那样行为怪异、吵闹、惹是生非，往往不太被人们注意，没能及时治疗，以致病情严重，甚至出现自杀行为。

随着社会的进步和发展，人们的心理卫生知识水平也有所提高，对抑郁症这一疾病逐步有了了解和认识。有的病人在疾病早期就能得到家人、同事及朋友的关心，及时就诊和治疗，从而减少了病人的痛苦，早日回归社会。

是婚姻让她抑郁吗？

小林十八岁毕业于某护士学校，毕业后被分配到某医院工作，她工作认真，说话轻声细语，对病人和蔼可亲，医生们都喜欢和她搭班，护士长也很喜欢她。大家都叫她小百合，这个名字对她来说很恰当，一米七个子的小林有着白皙的皮肤，挺拔的鼻子，樱桃小嘴，她真是漂亮极了。

转眼三年过去了，小林变得成熟了，而她美丽的外表、温柔的性格吸引了很多男医生，身边出现了不少追求者。有的人打电话到她家里，邀请她看电影，有的邀请她周末去苏州游玩。这些很快就被父亲发现了，父亲很早就跟她约法三章，不要过早谈恋爱，"你的婚姻我作主"。父亲说，你不能在外边随便找男朋友，他们都不可靠，我给你物色的人肯定是好的，到时候我会让你们见面。

小林不明白父亲为什么要干预自己的婚姻，为什么非要给自己找一个从未谋面的陌生人。平时，父亲对自己很好，关爱有加，在小林心目中，父亲工作认真，勤勤恳恳，爱妻子，爱子女，是一个称职的干部，一个合格的父亲，可是唯独这件事情让小林不能理解。难道自己没有选择爱人的权利和自由？

这天父亲很高兴，他对小林说，你已经到了结婚年龄，我早就给你找好了对象，他就是我的一位老战友的儿子。这位老战友可是我的生死之交，我们曾经一起奔赴前线，一起杀敌，一起蹲过猫耳洞，他可是一个硬汉。他人品好，儿子也不会差劲，他现在是某军区的司令，十多年前他来看我，他非常喜欢你，当时我们就决定了，等你长大就给他做儿媳妇，我们这辈人说话可是一诺千金的。小林终于明白了，她没有婚姻自由，她的丈夫早在十多年前就由父亲决定了。接着父亲郑重宣布，今年春节就到外地去看亲家，见面后选个吉祥日子，小林就结婚。父亲很高兴，好像完成了一件大事。

父亲在家里很有威信，他的话谁都不能反对。此时小林心里很着急，她不愿意嫁给一个自己根本不了解的人，何况她心里已经有了意中人。小林知道自己犟不过父亲，也不能明目张胆地反对，情急之下，小林想出了一招，她说，自己年纪还小，想再读点书，她现在正在读夜大，而且快要考试了，她不能半途而废，春节期间要复习功课备考。父亲虽然不高兴，想想也有些道理，也就同意了。

这天晚上，小林睡不着，看着窗外的天空，很多星星在天空里忽闪忽闪的，忽然一颗星星滑向远方。小林想，这些星星多自由，他们在天空里滑行，想到什么地方，就到什么地方。小林心里有一种不安的感觉，她想象着这个未来的丈夫是什么样子，他长得怎么样，他温柔体贴吗？他爱自己吗？这时她眼前出现了几个男人模糊的脸，渐渐地，一张熟悉的脸出现在眼前，这不就是那个医科大学毕业的陈医生吗？身高一米八的他，帅气、潇洒，常常驰骋在篮球场上。不知从何时起，小林也喜欢上了篮球比赛，只要有空，她就会去看陈医生他们比赛，为他们加油，为他们喝彩，为他们提心吊胆，赢了球为他们高兴，输了球为他们难过，她仿佛成了篮球队的一员。护士长她们还开玩笑说，小林成了篮球队里的美女。小林也感到奇怪，自己怎么莫名其妙地喜欢上了篮球。他们已经在一起工作两年多，小林经常和他搭夜班，每次他都陪小林去查房，有时看小林忙，他会帮忙到很晚。工作之余，他常和小林聊天，他懂得很多，还常讲一些大学期间有趣的故事，一次他和几个男同学在公园里划船，小船在荷花中穿行，突然跳进了一条大鱼，这条鱼可大了，足有七八斤，大家高兴极了，七嘴八舌讨论着怎么来吃这条鱼，这个说要红烧，那个说要糖醋，可是想了很多办法，最后没有吃，原来大家认为这是公园里的鱼，还是让它回归大自然吧。他说这就是我们最高兴的一次精神鱼宴会。他还讲了许多"文革"里好笑的事，有一件现在想起来还觉得好笑。

陈医生说，那时学校里派来了工人宣传队，我们一个班级为一个"班"，三个班为一个连，派来一个连长。这连长从事建筑行业，常年在山区边远地方工作，已经三十多岁，还没有结婚，也没有女朋友，好多人告诉他，应该利用这个机会找一个女大学生。他也认为有道理，于是开始观察班级里的女生。这些女生都是二十岁出头，个个漂亮、大方，可他也知道这些女生大多都已经有男朋友，究竟哪个女同学没有男朋友，他心里没底。他决定试探一下，看看能否找到一个没有男朋友，而又对他有好感的女同学。他每天晚饭后，就到女生宿舍坐一下，想和她们谈谈，但是女同学并不欢迎他，因为女生们要洗脸、洗脚，很不方便。头一两次，大家都勉强坐在那里，不好意思走开，几天下来，大家都感到他不对头，又不好把他赶走。女生们想了一个办法，一个个都说有事走了，最后一个人只好陪着他，这时先走的女同学就在外边大声叫她，说有人找你，赶快下来。这样一来，最后一个女生也逃走了，只剩下连长一个人坐在那里，他坐了一会，看看没有人来，也就走了。小林听了哈哈大笑。这时陈医生说，那时的处境和现在不一样，接受再教育嘛，就得老老实实的，有什么意见也不能说，其实这个连长人也不坏，很老实，只是他不了解女同学的想法，我还是很同情他的，想找一个女朋友也很正常。

小林喜欢和陈医生搭班，和他在一起气氛很好。

小林和陈医生相处已经快三年了，彼此非常了解。陈医生对小林关心体贴，只是他们还没有把事情明确，小林也有些担心，他是否还有其他女性朋友？一天上夜班时，小林问他，大学期间为什么没有找一个女朋友。陈医生说，大学期间，成天忙着打球，没有反应过来，等到快毕业时，看看别人都有女朋友，才想到自己也应该找一个女朋友，可是为时已晚，剩下的女同学，有的性格怪异，有的太娇气，有的个子太矮不相称，有的太胖，总之没有满意的。陈医生话锋一转，她们要是像你一样，我肯定早就有了。小林听了脸红心跳，低着头，不知说什么好。这算是表白吧？可是陈医生还是没有明说，小林知道陈医生已经爱上了自己，自己也喜欢他，但是陈医生就是不愿说出那三个字。

周末，陈医生送了一张电影票给小林，并说，这是庐山恋，是如今最好的影片，票子很难买，我托了好几个人都没买到，后来是我的一个在电影院工作的病人给买了两张。小林看着电影上的主人公恋爱，想着自己能有这么幸福的爱情吗？这时陈医生贴近了她，轻声说，小林，我想了很久，今天我告诉你，我爱你，你接受吗？小林低下头笑了笑。陈医生急了，你说呀，小林点点头。陈医生很兴奋，在黑暗中他紧紧地抱住了小林。

小林和陈医生的爱情在发展着，小林沉浸在恋爱的幸福中，憧憬着将来美满幸福的婚姻生活，她常梦见自己披着雪白的婚纱，挽着陈医生的手，伴着音乐，走在红地毯上。可是她也常常会突然惊醒，仿佛看到了父亲那张严肃的脸，还有那个未曾谋面的男人——他正凶神恶煞地看着自己。小林想，我的婚姻我做主，我一定要说服父亲，不要干涉我的婚姻自由，我要嫁给我喜欢的人，而不是嫁给一个不相识的人，我要的是真心爱我的人，而不是金

101

钱和地位。小林常常安慰自己，只要自己不同意，父亲也没有办法。

　　春节快到了，这使小林很不安，她知道父亲可能又要她们去外地相亲了。小林天天在想，怎样才能说服父亲，同意由她自己决定婚姻，而且告诉父亲，自己已经有了男朋友，彼此相爱，相处得很好。如果父亲能同意那该多好，她相信自己的眼光，相信自己将来一定很幸福。其实，父亲最近已经发现小林的动向。过去她很少外出，周末就在家看看书或看看电视，近半年来，小林周末很少在家，总是说去读书，要么就是考试。开始父亲不在意，经过观察，父亲发现了小林的变化，过去不太爱打扮的她现在总是打扮得很漂亮，还买了很多时髦的衣服，种种迹象表明小林在谈恋爱，父亲多次追问，小林就是不承认。父亲不放心，因为他担心小林有男朋友，他就无法兑现自己的承诺。

　　果然不出所料，春节前一周的晚上，父亲宣布了自己的决定。春节到老战友那里过节，小林的婚事也在这次定下来。小林一听急了，她说自己春节要值班，工作很忙，她不能去。父亲说，你的假期我去找你们领导解决，你就不用管了。事到如今，小林只好摊牌了，她说自己已经有男朋友了，相处已经三年多了，就是科室里的医生，他们已经确定了恋爱关系，她觉得自己的婚姻应该由自己决定。父亲听了十分生气，这门亲事是你七八岁时就决定了的，老战友没有女儿，我们家有三个女儿，当时就想把你过继给他，后来想想给他做儿媳妇也很好，就这么定了，我们这辈人做事是不能反悔的，我给你找的知根知底，将来你会过得很好，你自己什么都不懂，能找到什么好人？你去告诉他，你们只能是一般朋友，要想结婚是不行的，就这么定了。父亲生气地走了，小林大哭起来，姐姐来劝她，母亲也来劝她，母亲说，你父亲脾气很犟，一旦他决定的事，是无法改变的，再说他也是为了你好，能嫁到这样的人家是不错的，很多姑娘想嫁还嫁不到，算了吧，就听他的吧。

小林决定找父亲好好谈谈，她希望能改变父亲这个荒唐的决定。晚饭后她说要找父亲谈谈。父亲说谈什么都可以，就是不要想改变我的决定。小林说，我和这个医生相处已久，大家在一起工作，彼此非常了解，他关心我，呵护我。他很有事业心，工作认真，责任心强，我真的很喜欢他。父亲说，我给你介绍的人绝对不会比他差，你就放心好了。她无法再和父亲谈下去，又托姐姐帮忙去说服父亲，姐姐很同情小林，就答应了。姐姐把小林的情况说了，并说不能把小林嫁给一个不了解的人，这样会毁了小林一生的幸福。父亲说，老战友的情况我很清楚，他的儿子也不会差，他们一家可是根红苗正。姐姐说，老战友是没问题的，可是，他的儿子你已多年没见过，他究竟人品怎样？他从小生长在这样家庭里，会不会给惯坏了？万一他对小林不好，那就对不起小林了，小林自己找的男朋友，是好是坏她自己没话说，一切她自己承担。如果你剥夺了她选择的自由，让她放弃自己心爱的人，嫁给一个自己根本就不了解，甚至从未见过面的人，她将来的处境怎么样，我们都不放心。父亲想了想，说，你说的有些道理，但是，事到如今不能变了。其实，你们想得太复杂，你妈嫁给我时，是人家介绍的，也是到结婚那天我们才见面的，我们不也过得很好吗？好了，你们不要再捣乱了，这个事就这样定了。父亲命令姐姐去买火车票，准备春节前一周全家就出发去外地，父亲说，先把婚约定下，择日再安排结婚日子。

小林得知几天后就出发，心急如焚，她几天夜里都没睡好，她不去父亲是不会答应的。她知道父亲的脾气，一旦闹起来全家都不得安宁，再说父亲为了这个家每天早出晚归，非常辛苦，小林从内心里不想伤害父亲，可是她又无法面对陈医生。陈医生是那么爱她，她也非常爱陈医生，他们曾有过山盟海誓，她也下决心非他不嫁。她想起有一次他俩到外地公园里玩，他们坐在湖边谈天，忽然一阵风把她的外衣吹到了水里，她赶快跑过去拿，脚下一滑就落到了水里。这可把陈医生急坏了，他跑过来，跳到水里把她拉了上来，好在水不深，可是他们的衣服还是湿了。这时陈医生说，衣服掉了没关系，要是出事怎么办，再说我会去拿，也不用你去拿，以后做事要小心，想好了再做，这样才安全。陈医生开玩笑说，我的宝贝，我的小姐，你要是出事，我就不活了，说着在小林脸上用力亲了几下。小林很感动，过去他们在一起时，都是陈医生亲吻她，她从未主动亲吻过他，那天她终于克制不住自己的感情，扑到了他的怀里，双手搂住他的脖子，亲吻着他。小林一想到自己那天的激情奔放，就感到不好意思，她从心里感到他就像一个大哥哥一样随时随地在关心和保护自己，嫁给他这一辈子都放心。想到这里，小林哭了，难道他们的爱情就这样夭折了？难道她真的要离开他，嫁给别人？他能受得了这种打击吗？

小林心乱如麻，她不知道等待她的是什么命运，她不知道怎么去向陈医生解释。小林无法入睡，眼前总是出现她和陈医生在一起的画面。多少个夜晚，陈医生陪她值班，给她买她喜欢的小点心，她困了，给她买来风油精，让她不要打瞌睡，多少次她去看他打篮球，看着他潇洒的进球……一下风云突变，满天乌云滚滚，出现了一张陌生的脸，凶狠地盯着她。小林一夜没睡，第二天她对父亲说，今天调休，要好好和父亲谈谈。父亲坐了下来，小林告诉父亲，她和陈医生已经商量好，决定春节到他老家去看望他父母，如果没有什么特殊情况，他们就准备结婚。父亲一听大发脾气，你准备结婚？我们什么都不知道！小林说，我怕您不高兴，一直没敢告诉您，是我不对。我对他有过承诺，不能背叛。父亲说，家有家规，这个事我说了算。十多年前我就答应的事，现在反悔，我不也背叛了吗？我这么大岁数的人，说话不算数，你让我脸往什么地方搁？其他什么事都好商量，就是这事没有商量余地。小林哭得很伤心，母亲听到也过来了，母亲看到女儿哭，心里很难过，她劝父亲让女儿自己决定，她要是过得不好，我们会很内疚，但如果是她自己决定的，是福是祸她自己心甘情愿。父亲坚持自己的意见，并说如何都不会改变。小林最后对父亲说，我已经是他的人了，我们在一起有过性关系。我只能嫁给他。父亲听了浑身发抖，扬手打了小林几个耳光，又忽然晕倒在地，全家人急忙把父亲送到医院里。小林知道自己闯了祸，她请了假陪在医院里。父亲很快苏醒了，小林才告诉父亲，她是没有办法才这么说的，实际上她和陈医生没有发生过关系。父亲总算放心了。

　　小林屈服了，因为她再坚持下去，父亲受不了，父亲有心脏病、高血压，可能会有生命危险，如果发作，她将无法向家人

105

交代。

　　小林上班后约陈医生见面，她把所有情况都告诉了他，并说出了自己的决定。小林说，我很难受，我对不起你，我坚持了，也努力争取了，可是家庭决定了我们的关系，我们今后就做好朋友吧。我希望你能理解我，我的决定是违背我的心意的。小林说完，陈医生呆呆地，好一阵才反应过来，他说自己才把信寄出，还有一张小林的照片，还想着父母该多高兴，可是转眼间成了一个梦。

　　陈医生两天没来上班，小林知道他是因为自己。小林很担心，怕陈医生想不通出意外，下班后她去了他的宿舍。陈医生躺在床上，看样子两天就没起来过，脸色灰暗，没有一点生气，往日潇洒的风采已荡然无存。看到小林，他淡然地说，以后你不要再来了，你快回去吧。小林无话可说，她明白自己欠他太多，今生今世再也无法弥补，如果有来生，她一定嫁给他，让他过得幸福快乐。陈医生闭上眼睛不再跟小林说话。小林只好把带来的面包、水果放在桌上，哭着跑开了。

　　陈医生上班后，总是避开小林，几天后，他在走廊里碰到小林，他站住了，告诉小林，他已经联系了调回老家医院去工作，春节过了就回老家。那里的父老乡亲非常需要医生，应该到那里为他们服务，本来大学毕业时就想回去，可是碰到了你，我才留了下来，现在一切都结束了，很高兴认识了你，将来有机会到我们那里玩。小林知道，尽管他说得轻松，可是仍然难以掩饰伤感，小林完全能体会到这种源自内心深处的痛苦，因为小林太了解他了。小林也知道陈医生爱她有多深，也能体会到自己在他生命中有多重要，可是现实生活因为种种原因无法改变，小林觉得自己在命运面前是那么渺小，那么无能。

春节前一周，父亲到医院给小林请好了假，全家人就出发了。坐了几个小时的火车，来到一个陌生的城市。父亲的老战友带着儿子来车站迎接他们。老战友看到小林很高兴，笑着说都长这么大了，越长越漂亮了。他的儿子个子不高，长得一般，根本没有陈医生帅气和潇洒。他盯住小林看，小林感到非常不习惯，不愿意多说话。父亲看到她紧绷的脸，就说等下就安排吃饭，你们就要正式见面了，要高高兴兴的，可不能给我丢脸。

晚饭时，父亲对老战友说，你喜欢我的小女儿，今天我就给你送来了，你看满意吧？老战友连声说满意满意，我天天盼着你们来，今天总算是来了。看到小林那么漂亮，我儿子可高兴了，我还告诉他，小林不仅人长得漂亮，性格温柔，还善于做家务，能烧一手好菜，这可是打着灯笼也找不到的。当初他还不接受，叫我不要管他的事，今天一看，他明白了，我给他介绍的是什么人了。老战友说，你们来一次也不容易，我看今天就把他们的婚事定下来，离春节还有几天，我们准备一下，春节就让他们结婚吧。正好你们就在这里过春节。父亲担心太匆忙来不及准备，老战友说没关系，房子是现成的，早就装修好了，找几个人收拾一下，买些家具、床上用品就可以了。只要小林喜欢，要买什么都可以。就这样，小林的婚姻被决定了。

小林不想结婚，她对父亲说，我还在读夜大学，等学业结束了再说，我年纪也不大。父亲说，女孩子早晚都得嫁人，定了就不要再变了。小林说，自己没有心理准备，至少要接触一段时间，相互有些了解，否则在一起多难过。父亲又举了好多例子，说许多老一辈人结婚之前都是没有见过面，直到进了洞房才见到面的，人家不是过得很好吗？好了，你有想法可以理解，但是要顾全大局，算我求你了。好好把婚结了，我们就回去。

小林结婚了，婚礼是够体面的，十几部花车，几十桌酒席，在那个年代，算是非常热闹了。直到当天晚上，小林才和这个丈夫讲话，才知道丈夫的小名叫丁丁。小林一想到有要和这个男人同睡一张床，并要做夫妻间的事，心里就感到不舒服。好在小丁表现很温柔、体贴，他说自己原来有一个女朋友，是自己同学，他们相处了好几年，父亲不喜欢，不同意，就分手了。没想到父亲给找了这样一个如花似玉的女孩，第一次见面，就心动了，真的，你是我看到的最完美的女人，要长相有长相，要身材有身材。小林没想到他也和自己有着同样的经历，也许是这同样的经历溶化了他们之间的隔阂，小林不爱他，但是小林接受了他。

春节结束了，他们全家回到家里。公公打电话来说正在办理小林的工作调动，很快小林就可以和丈夫团聚了。果然，不到个两个月时间，小林就收到了某医院的调令。她告别了同事，告别了父母姐姐，盼着与陈医生告别一下，可是人去楼空，陈医生春节前就回老家，他已经调回那里工作。很多同事并不了解她，他们认为小林是为了攀高枝，想嫁给有钱有势的人，她也听到了很多冷言冷语，他们都认为小林和陈医生很好，会嫁给陈医生，怎么突然和别人结婚了？大家有看法。小林不想解释，也无法解释。

小林来到了丈夫家。小林想一切都是命中注定的，就听天由命吧。她开始做一个女人应该做的事。每天早上，做好早餐让丈夫吃好，收拾好自己再到医院上班，下班后急忙买好菜回家做饭。她和丈夫没有多少话讲，晚饭后她结毛衣，丈夫听收音机，日子过得很平淡。几个月后，小林怀孕了，妊娠反应让小林很难受，她不能去买菜，做饭也很简单。这时，她才发现丈夫并不是温柔体贴的人。看到小林呕吐，他就跑得远远的。他从不去买菜，不做家务，而且脾气非常暴躁，动辄发脾气，骂人、摔东西是常事。

一天他回家，看到小林在做饭，不高兴了，怎么这个时候还没做好饭？你早干什么去了？说着就把一个茶杯砸在地上。小林吓得心蹦蹦跳，一句话不敢说，赶紧把饭菜摆放在桌上。吃饭时他话很多，很少有满意的时候，很挑剔，一会儿说这个菜做得不好吃，一会儿说那个菜做法不对。小林白天要上班，下班后在路上买菜，怀孕了仍然骑着自行车奔忙，可是这个丈夫从不过问。又一天，小林做好饭菜，他又不满意，边说边把碗筷砸到小林身上，小林终于说话了，如果你嫌我做得不好吃，以后你来做饭，不管你做什么，我都没意见。丈夫更生气了，把桌子用力一推，桌子翻倒在地，饭菜洒了一地，碗筷落在地上，碗也砸坏了。小林走开了，她哭了，哭得很伤心。那晚她一个人坐在厨房里，没有回到房间里，就在凳子上坐了一夜，丈夫没来叫她，自顾自关门睡觉。她现在才知道，丈夫是一个脾气古怪而又暴虐的人。

第二天，她收拾好东西想回娘家休息几天。现在一切都变得复杂，工作调过来了，想找个人谈谈心都不可能。她买了车票回到娘家，当她把这些情况告诉父亲时，他怎么也不相信老战友的儿子会是这个样子，母亲一听急都得哭了，原想让女儿嫁个好人家，生活条件好一些，没想到把女儿丢进了一个火坑，这该怎么办？那年头离婚会被人耻笑，离婚的女人日子很不好过。父亲此时才意识到，自己犯下了一个终身难以弥补的错误，也许自己真的把女儿推进了苦海，也许自己真的毁了女儿一生的幸福。事到如今，就是希望小林尽量让着丈夫，尽量让他满意，希望他能改改暴戾的脾气。此时，亲家打来了电话，口口声声道歉，说儿子从小给惯坏了，性格不好，希望他们能谅解。他儿子要小林接电话，他很诚恳地向小林道歉，请她原谅自己的粗暴，并表示今后再也不会发生这样的事，小林一语未发，她不想见到他，不想再回到那个令人窒息的家。但是在那个年代，她不回去又怎么办？在父母亲的劝导下，小林只好同意了，当天，丈夫和公公就来接她回去了。

小林是一个比较传统的女人，虽然曾经有过一次热恋，他们彼此相爱很深，但是一切都过去了，结婚后她就嫁鸡随鸡嫁狗随狗。她告诫自己忘记过去的事，好好照顾丈夫，做个好妻子。她也这样做了，可是结果让人很失望。她知道丈夫不可能改变他的性格，从小在这个环境里长大，这不是一朝一夕能改变的。父亲再三关照她，要温柔体贴，把家安排好，把丈夫照顾好，尽量让他满意，这样他就没什么好发脾气的了。小林看在即将出生的孩子的份上，能让就让，能忍就忍。

小林顺利生下了一个男孩，公婆全家都很高兴，丈夫看到自己的儿子很高兴，可是没几天他又"重操旧业"，仍然动辄发脾气，小林已经习惯了这样的日子，只要不闹得太大，小林也就忍了。时间一长，小林要照顾孩子，要照顾丈夫，还要上班，因此经常会有照顾不周的情况，这可惹恼了丈夫，他发脾气砸东西的次数也越来越多。小林每天总是提心吊胆的，生怕有什么让他不满意，又吵又闹吓着孩子。一天做饭时，小林半途要去抱孩子，菜没做好，丈夫一看就不高兴，什么菜这么难吃！他把桌子掀翻，并拿了一个碗朝小林身上砸过去，小林一闪，碗砸在了墙上，把墙壁砸了一个坑。小林抱着孩子跑到另一个房间，她再也不想看到他。夜晚丈夫来敲门，小林不开，丈夫就用脚踢，并扬言再不开门，我就去拿菜刀了，小林吓得把门开了，丈夫进来二话不说一把把孩子夺过来放在床上，说，让他自己睡，你要陪我睡！小林看到丈夫这样，吓得瑟瑟发抖，哪有心思和他做爱，小林不愿意，丈夫哪管这些，他把小林的衣服脱光，还说你是我老婆，只要我需要，你就要尽义务，你要主动些，让我舒服，让我满意。小林没有快感，有一种被强奸的感觉。

此后，小林到了儿子房间照顾儿子，她决定和丈夫分开住，她不愿意看到他。

小林从此变得沉默了，她心情很不好，全身无力，没有胃口，什么东西也不想吃，体重直线下降，本来一百三十斤的人，现在只有不到一百斤，本来睡眠很好，现在严重失眠，还早醒。有时她觉得自己活着一点意思也没有，自己尽力去做，丈夫还是不满意。有时觉得活着受罪，还不如死了算了。她想过很多办法，吃安眠药，每天到医务室配几片存起来，有几十片就可以长眠不醒，这个方法最好，没有痛苦。又想从医院的高楼上跳下来，这样很干脆。又想在卫生间里的管子上上吊。她此时感到真的是度日如年，每天夜里两三点钟就醒，再也无法入睡。此时她想法特别多，全身难过，心里很凄凉，真想马上就死去，这就可以解脱。她起床用绳子比划过，也试着想吊上去，可是每次都下不了决心，因为儿子就躺在床上，有时儿子的哭声打乱了她的想法，看看儿子，她实在不忍心把他扔下。如果儿子落在丈夫手里，肯定很难生存，暴戾的丈夫会怎么对待儿子？她不敢想下去，作为母亲有一种责任感让她苦苦支撑下来。

丈夫几乎每天都要发脾气，只要不满意就砸东西。家里的碗筷都砸坏了，小林又去买新的，新装修好的房子，墙壁上都是大大小小的坑，有时被子床单扔得一地，小林又要收拾。小林每天胆战心惊的，这样的日子没有办法过了。小林假期回娘家时，把一切都告诉了母亲和姐姐，小林说，她想离婚。她们看到小林已经完全变了，心情非常低落，脸色很憔悴，连说话都没有力气。她告诉母亲她不想活了，她想死，死了才能解脱。母亲听了很紧张，尽管当时有压力，但想到她那么苦，活得那么艰难，就同意她去离婚。

小林回家后跟丈夫提出离婚，丈夫不同意，他把儿子作为条件，说要离婚可以，你可以走，但是儿子是我的，你不能带走。小林说，我任何东西都不要，就是要儿子，丈夫坚决不同意，于是只好拖下去。

这时小林的病情已经越来越重了，她全身无力，连抱孩子的力气都没有，丈夫还说她装病。她坚持去上班，一句话也不说，护士长看她脸色不好，让她回家休息。回家后她躺在床上，脑子里很乱，她又想到自杀。她觉得太难过了，看到别人生活得愉快，自己就是高兴不起来，她唯一的牵挂就是儿子，她想如果离婚了，可以和父母姐姐在一起，他们会关心她，照顾她和儿子，可是丈夫又不同意。想来想去，她觉得自己已经没有什么希望了，就拿出早已准备好的一把手术刀，在手上静脉处划下去，她划下去看到血流了出来，就闭上了眼睛。

小林回家后，护士长打电话给小林的丈夫，告诉他小林回家了，要他回家去看看。丈夫回家后，看到厨房里没有人，就到儿子房间里，他被惊呆了，小林的血顺着床单往下滴，小林已经昏迷了，他立刻打电话叫来急救车，把小林送到医院。小林的父母姐姐都赶到医院，姐姐给小林输了血，还好小林因为无力，刀子划得不深，血流得不多。小林病情好转后，他们把她带回了家。

小林的丈夫看到这个情况，他也感到小林大概是生病了，以前她不是这样，刚刚结婚时，她还是高高兴兴的。经过协商，小林的父母认为，丈夫性格太暴烈，小林性格太软弱，他们性格相差太远，相处比较困难，还是分手吧。孩子太小我们带回去，将来长大了好带些，你要的话，我们给你送来。小林的丈夫平时作天作地，此时才感到有些后悔，自己性格暴躁，也许小林承受不了压力，看来已经没有挽回的余地，他同意了。小林回家休息一段时间后，心情似乎好些，家里也想办法给她找工作。

在父母的关心照顾下，小林身体恢复很快。小林去上班，孩子由母亲照看，姐姐每天晚上陪她聊天，小林心情有了好转。但她还是感到全身无力，心情没有彻底好，还是不愿意讲话，睡眠很差，每天只能睡两三个小时。当时正是夏天，天气很热，她什么都不愿意做，连洗澡、换衣服都要母亲再三催促，母亲感到小林完全变了一个人，过去她可是爱整洁，爱打扮的。如今的她，整天愁眉苦脸，唉声叹气，和她说话，她很少回答，有时只说几个字，吃得很少，给她做过去她喜欢的菜，她也只是吃一口就不吃了。体重还是不到一百斤，她可是一米七的个子！母亲看在眼里，急在心里。

小林告诉母亲，人活着没什么意思，她想死。母亲吓着了，因为小林已经死过一次了，如果不能及时解决，后果不堪设想。姐姐得知后马上找她，和她谈了很多，姐姐怀疑小林是否还陷在过去的恋情里，姐姐开玩笑说，你是不是还想着陈医生，没有嫁给他心里放不下，一直走不出来？小林说，没有，自从结婚后就不想他了，都分手了，他也结婚了，我们都有了自己的生活，真的没有想他，就是不知怎么回事，心里高兴不起来，对什么事都没有兴趣，一点力气也没有，什么事也不想做，最好躺在床上，最好是死，你们体会不到，这太难过了。姐姐说，和丈夫在一起时，他欺负你，你心情不好，现在已经离开了，怎么还是不好。小林不再说话。

姐姐找到一个当医生的同学，仔细进行了咨询。同学告诉她，小林可能得了抑郁症，小林的表现很像，但是她不是精神科医生，要到精神科门诊才能明确诊断。如果是抑郁症，就应该好好治疗，否则很危险。全家商量后，认为同学说得有道理，过去他们认为小林只要离开那个作恶的丈夫，脱离那个环境就会好，回家后他们该做的都做了，小林没有改变，是该去医院里治疗。

小林不愿意到医院，她觉得自己没有什么病，就是心情不好，想死，因为觉得死比什么都好，那样就可以什么都不想了。在姐姐的说服下，她才勉强同意到医院。在医院里，医生给她做了一些检查，在排除其他疾病的情况下，医生诊断她是抑郁症，建议入院治疗。小林不愿意，家里人也不放心，他们表示，在门诊治疗，他们会积极配合，一切听从医生安排。医生给小林配了药，要家里人督促她按时服用。医生还特别强调，一定要二十四个小时有人陪同，不可有一分钟疏忽，因为小林有自杀念头，所以一定要加以防范。最后，要家人在病历卡上签字，确认他们会监护好病人，在外期间安全自负，病情变化随时来院治疗。

小林在得知自己确实是患了抑郁症后，很配合医生的治疗。医生告诉她，大约两周后，情况就会有改善，睡眠会逐步好转，心情也会渐渐好起来，至于其他方面的好转要在一到两个月以后。医生鼓励她，只要坚持吃药，病情就会好转，甚至可以达到你生病前的状态。小林半信半疑，她想到儿子需要照顾，想到自己才三十几岁，还有下半生要过，她决定好好配合治疗，她非常渴望自己尽快回到原来的状态。

小林当时的症状很明显，入睡困难，早醒，浑身无力，不想讲话，不想吃饭，不想动，什么事都不想做，有时躺在床上可以几天不起床。心情很不好，因为难过，就想死，想解脱，但由于儿子丢不下，才勉强支撑下来。小林开始在家接受抗抑郁治疗，由姐姐负责监护她，这可是医生再三关照的，二十四小时都不能放松警惕，以防发生意外追悔莫及。姐姐很负责，就连晚上睡觉都很注意，小林起床去卫生间，她也一起去，晚上基本不能睡觉。白天姐姐睡觉，由母亲来看护，过了半个多月，小林情绪稍有好转，睡眠有了改善。母亲说，只要她不要想到自杀，我们就可以轻松一点。医生要小林每周去看一次门诊，好根据她的病情适当调整药物剂量。小林每周都去看门诊，医生看到她病情一点点好转，也很高兴，每次都给她鼓励，希望她坚持治疗，走出疾病的阴影，重新开始自己的生活。

　　小林坚持按时服药，病情逐步好转，睡眠改善，已经没有入睡困难和早醒的症状，心情也明显好了，话也渐渐多起来，能够与姐姐交流，把自己婚后的苦告诉姐姐和母亲。她们根本就没想到小林竟然过的是这样的日子，父亲也很后悔，如果当初不强行要小林嫁给这个人，也许小林不会生病，如果小林嫁给陈医生，也许会很幸福很快乐，可是现在一切都晚了，现实生活中没有如果。小林最严重的就是消极，不想活，这是最危险的，也是医生最担心的。现在小林已经没有这个想法，她还感到自己怎么就这么软弱，其实她认为自己是很坚强的，她告诫自己，病好了就去上班，要好好工作好好生活，要把儿子抚养长大，尽到一个母亲的责任。

　　经过三个月的治疗，小林的病情基本好转，姐姐和母亲都很高兴，虽然她们在她病情严重时很辛苦，但是看到小林恢复得这么好，她们感到她们的付出没有白费。小林的确恢复得很好，和她病前完全一样，这是令全家最感欣慰的。小林病情好了，她很想去工作，经过朋友的帮助，父亲给她联系了一个工作。小林调回了原来的城市。

　　小林又回到了原来的状态，她每天去上班，出门时打扮得很素雅，整洁大方，举手投足间显得高雅，气质不凡。她的身体情况，不适合再从事三班倒的护士工作，于是改做办公室文秘。她长得漂亮，文静，做办公室接待，给人以亲切和信任感。她能写一手好字，字迹端正有力，写的文章很受大家的好评，她在这个

116

岗位是最合适的。小林认真工作，很少和别人来往，她有顾虑，担心话多必失，她不愿意让别人知道自己曾得过抑郁症。她害怕别人用奇怪的眼光看自己。确实，办公室里的同事都不知道她的情况，看她那么漂亮，做事干脆利落，待人温和可亲，谁也不会想到她曾经是抑郁症患者。

小林康复后，生活工作都很正常，她每天上班，回家就做饭，照顾儿子及父母，很少和别人来往。时间一长，同事都很热心的要给她介绍对象，此时小林不过三十岁，身材长相都那么好，气质高雅，大家都认为她应该考虑找一个帅气，品行好的丈夫。小林拒绝了，因为上次婚姻给她留下的阴影一直困扰着她，她很害怕自己再次走入陷阱。她认为对一个人只有真正接触，深入了解才知道他是一个什么人。她不想再做这样的尝试，不想为此付出代价。亲戚朋友都劝她趁年轻好好找一个人，可以帮她照顾家，减轻她的负担，小林都拒绝了。她认为自己现在的生活很好，没有忧愁，没有烦恼，自由自在。

小林在父母的帮助下，自己贷款买了一套房子，她觉得和父母住在一起，给他们增加了很多麻烦，他们年纪大了，需要安静的环境。她买的房子靠近父母家，可以经常看望他们。小林很能干，自己设计了装修图纸，请了工人，按照她的要求，房子装修得好漂亮。小林还能做一手好菜。迁入新居后，她请来了同事及朋友，自己下厨做了许多可口的菜肴，同事们都夸她能干，她也很开心。

一年多过去了，小林情况一直很好。小林想医生要我长期坚持服药，现在病已经完全好了，不应该再继续吃药，再说这些药对肝脏有影响，还是停药吧。停药半年多，小林的情况还好，生活工作都很正常，心情也很好，她很高兴，心想看来不需要长期服药。可半年以后，小林的病情还是反复了，她感到心情不好，全身无力，什么事也不想做，也没有力气去做，为了不让同事们知道，她每天坚持去上班。她本来就不喜欢说话，大家也并不注意。她每天上班就盼着下班，过去下班后她要买很多菜，回家烧很多儿子喜吃的菜，现在无能为力了，路过商店时买点熟菜，回家泡一包紫菜汤，就让儿子吃饭，自己也没有胃口，喝几口汤就算了。拖了半个月，情况越来越差，特别是早上，心里很难过，很凄苦，很悲伤，她又有了想死的念头。一天晚上，她大概一点多就醒了，起来看看窗外，到处漆黑一片，天上有几颗星星在闪烁。她不信佛，但是此时，却想也许是有天堂存在的，人死了可以到天堂去，那里没有痛苦，没有烦恼。她想那样多好，像现在这么难过，还不如死了，也许还能到天堂里。她伸头看看窗外，只要跳下去，十九层高肯定没问题。这时，儿子醒了，儿子已经八岁了，他已经发现小林最近有些不正常，过去小林是不会让他吃方便面的，现在几乎天天早点都是方便面。他把小林从窗边拉到了房间里，并打了电话给姨妈。姨妈接了电话，马上赶了过来，姨妈说，你好好睡觉，我负责看着妈妈。

天一亮，姐姐就叫了出租车把小林送到医院。医生检查后认为小林是抑郁症复发，必须马上进行治疗。小林仍然不愿意住院，要求在门诊治疗，像上次一样医生千关照万叮嘱，说二十四小时不能离人，你不要看她表面上好好的，实际上很危险，随时都有可能发生意外，姐姐保证一定看管好。

小林对姐姐说，我每天上班都是两点一线，地铁都开通了，我都没有时间来看看，今天我们就乘地铁回家吧。姐姐听了觉得也好，是应该和她一起乘地铁，她天天忙于照顾儿子，没有时间出来。姐姐说，好吧，我们一起去乘地铁。她们来到了地铁站，车还没到，还有三分钟，姐姐拉着她，她们就站在站台上。这时，小林突然挣脱了姐姐的手，朝地铁站台边跑过去，姐姐马上奔过去紧紧拉住她，她仍然拼命挣扎，眼看列车就要过来，姐姐已经有点力不从心快要拉不住了，姐姐大声叫着，快来帮忙啊。这时，几个男青年立刻冲过去，小林被他们紧紧拉住，再也无法动弹。姐姐哭了起来，你怎么会这样？如果出了事，我怎么向家里交代。刚才帮她一起拉小林的一个男青年说，我看你一个人要拉住她不行，这样吧，我和你一起把她送回家。

　　姐姐拉住小林，男青年走在旁边，把小林送到了父母家里。小林到家后闷闷不乐，姐姐说，你今天把我吓坏了，要不是有人帮忙，就出事了。小林说，你们就不该拦住我，你们不知道我活着有多累，我实在是承受不了了，要不是因为儿子，我早就走了，像这样活着难受，还不如死。姐姐听了，感到不可理喻，过去有人欺负你，现在你过得还好啊，为什么非要想去死。小林说，你无法理解我内心的痛苦。姐姐现在明白了，这就是医生说的随时都会发生危险，要我们住院的原因。姐姐和父母一起看护她，他们相信，只要坚持吃药，病情很快会得到控制。

　　半个多月后，小林的情绪开始好转，脸上渐渐有了笑容，心情也一天比一天好，只休息了两周，她就去上班了。她跟同事说，自己到外地去玩了几天。小林病情刚好，父母要她先住在家里，病情稳定后再回去。姐姐每天晚上都来陪她，一面和她聊聊天，一面还不放心，尽管她已经好转，还是担心她的安全。

　　小林一天天好起来，心情好了，什么事都想做了。一天，她打扮得很漂亮，姐姐开玩笑说，你现在要漂亮了，前几天整天躺在床上不起来，洗脸洗澡都不肯，是我硬把你推到浴室里给你洗的，你还发脾气，说我多管闲事。小林不好意思地笑了。她对姐姐说，对不起，我当时生病嘛，我知道你是我的救星，今后我一定好好报答你。姐姐笑了，谁让我是你姐姐呢，我上辈子欠你的，你知道，你病情严重时，我每天晚上睡在你身边，还不敢睡着，怕你什么时候想不通，出了什么事怎么办？这日子多难过。我家里什么都不管，女儿由你姐夫照顾。小林还跟姐姐开玩笑，你天天住在我这里，姐夫要想你了，你离开他一个多月，他对我有意见吧？姐姐说不会的，他说你不出事就好，离开几天有什么关系？姐姐在小林耳边悄悄说，你放心吧，我会好好弥补他，让他高兴。小林和姐姐都哈哈地笑了。

　　小林这次病情好转后，对自己的病有了很深刻的认识。她认识到自己得的的确是抑郁症，是一种精神方面的疾病。过去始终不愿意承认自己有病，有时抱有侥幸心理，心想，也许是婚姻给自己带来了痛苦，在经受打击以后，自己没有调整好情绪才出现抑郁症状，不一定就是抑郁症。她在心里很不愿意接受这个诊断。回想这次发病的情况，真有些后怕，特别那天在地铁站，如果不是姐姐和很多好心人阻拦，自己可能已经到另外一个世界了。再说生病时很难过，心情不好，什么事都不如意，产生了消极观念。小林认识到自己再也不能生病了，为了儿子，为了自己，也为了父母，她下决心一定要好好遵从医嘱，坚持长期治疗。

　　小林开始主动就诊，定期到医院看门诊。她每次都会和医生谈自己的治疗体会，甚至自己的心里话，医生也给她很多的鼓励和建议。她和医生成为了无话不说的知心朋友，这对她的治疗起到了很好的作用。

　　小林病情很稳定。她对医生说，我现在病好了，一切都很正常，同事朋友经常要给我介绍男朋友，本来不想再结婚，对婚姻很恐惧，担心弄不好又掉入陷阱，但是，同事们都劝我，有合适的还是要找一个，将来儿子大了，结婚了，有了自己的家庭，他就没时间来关心你，加上工作忙，也无法照顾你，到时候年纪大了，再考虑就很难找到合适的。医生告诉她，同事们的话是有道理的，不能一朝被蛇咬，十年怕井绳，有合适的人可以先接触，交往一些时间，相互了解，彼此觉得满意，再考虑结婚。上次的婚姻是父母作主，现在命运掌握在你手中，你自己作主，相信你一定会找到自己满意的人。结婚前要把病情告诉对方，让对方了解自己，可以配合及支持你治疗。小林觉得医生说得很对，但是，她担心一旦把病情告诉对方，对方能理解和接受吗？医生说，他能理解，能接受，你才能嫁给他，否则，将来会有矛盾，把病情如实告诉对方，这样也能体现自己的坦诚。

　　这天，小林来看门诊，她很高兴，告诉医生她已经有了男朋友。

　　这人长相人品都不错，她也了解清楚他已经离婚几年了。他和妻子没有矛盾，感情也很好，但是，妻子公派出过留学，肄业后留在了美国，妻子要他也去美国，他不能去，因为他从事的科研工作涉及国家级别较高的机密，要离开单位五年以后才能去，而且，他非常热爱自己的工作，不愿意离开自己为之奋斗了多年的事业，再说他到美国做什么呢？放弃自己的事业他感到很痛苦，到那里不过给人家做些辅助工作，打打杂，他觉得没有什么意思。然而，妻子不愿回来。最后，他们经过几次协商，大家好聚好散，相互间没什么怨恨，各人都有自己的生活目标，不能统一就离婚。他爱妻子，但也尊重她的选择，同样她也理解他，他们分开了，她结婚了，他们就像朋友一样相处。小林告诉他，自己有一个儿子，将来会成为负担，儿子长大要结婚，要有房子，他说没有关系，他会像对自己的亲生儿子一样对待他，只要有能力就会尽力帮助他。小林把自己的病情告诉了他，也讲了自己不愉快的婚姻，他很感动，他感谢小林对他的信任，同时他也认为小林是一个真诚、善良、温柔可爱的好女人，他告诉小林，他已经决定了要娶小林，要好好爱她，好好照顾她。

小林跟医生讲的时候很兴奋。她说，多亏你们给我建议，我终于找到了自己的意中人。

又过了一些时候，小林结婚了。她来看门诊时给医生护士带来了喜糖，大家都分享了她的甜蜜和喜悦，小林婚后生活很幸福，丈夫每次都会陪她来看门诊，每次他都会向医生咨询许多问题，他希望能很好地照顾小林，每天要督促她吃药，让她生活得幸福愉快，不要发病。

小林是一个非常聪明的人，在两次发病后，就明白了自己疾病的性质和风险，以及怎样预防疾病复发。她能认真对待自己的疾病，坚持治疗，她的病情一直很稳定。她已经走出了疾病造成的困境，能正常的工作生活，拥有了属于自己的真正的幸福。

小林常常与医生谈到自己的病因。开始，小林及家属都认为小林从小到大，性格比较内向，是一个温柔可爱、听话的孩子，是一个大家都非常喜欢的小姑娘。就是因为嫁错了人，丈夫脾气很坏，精神上受到虐待，心情不好，心理压力太大，长期的压抑导致她患上了抑郁症。家里几代人没有这个病，他们认为丈夫是罪魁祸首，小林的病就是他造成的。但医生认为，这只是致病因素之一。

抑郁症是情感性精神障碍的一种，发病原因是多种多样的。其中，遗传因素很重要，其次是环境污染，体内各种维生素的缺乏，长期的心理压力也是发病的一个重要的原因。目前，精神科研究人员仍在探讨抑郁症发病的原因。在患了抑郁症后，关键是积极治疗，抑郁症病人在疾病期，由于病人感到很难受，容易产生消极意念，随时有自杀的风险，必须认真看护，防止意外发生。多数抑郁症病人并不像精神分裂症病人那样，行为异常容易识别，因此病人在发病早期不易被发现，直到病情严重才会引起家人的注意，才会去心理门诊就诊。有的病人一个人生活，远离家人，平时不太与人交往，因此病人早期的症状不易被识别，直到病情严重，甚至自杀时，大家才知道此人生前可能患有抑郁症。

她曾从二楼跳下

周女士是一个性格开朗的人，退休后在家做家务。每天早晨，丈夫和儿子吃好早饭就上班去，她收拾好就去社区里打太极拳、跳舞，日子过得很自在。照说她无忧无虑，经济条件也可以，很多人都不理解她怎么会得抑郁症。

在很多人眼里，抑郁症是受了刺激，心理压力过大而引起的，实际不然，周女士没有什么生活压力，可是她还是得了抑郁症。

近来周女士总感到身体不舒服，全身无力，只有躺在床上才舒服；胃口也不好，过去很喜欢去饭店吃饭，特别喜欢吃海鲜，现在什么都不想吃了。过去她会动脑筋做很多好吃的菜，一起跳舞的同伴说起粉蒸肉很好吃，她就向同伴请教，回家就做给丈夫儿子吃，丈夫说她是个好妻子，儿子夸她是个好厨师；过去她每天跑出跑进，买东西，打扫卫生，家里搞得很干净。可是已经两个多月了，家里卫生不搞了，也不做什么菜，周女士整天躺在床上，丈夫儿子回家看到她身体不舒服，就自己动手做饭，丈夫认为她有病了，应该去看看。周女士说不出哪儿不舒服，就是感到全身无力，什么事都不想做。很久没去打拳跳舞了，一天她到广场看看，大家都在锻炼身体，看她来了都很关心，问长问短。这时一个同伴说，周女士脸色不好，要好好去检查，又说一起跳舞的某女士最近被检查出来得了胃癌，目前已经去住院了。周女士听了，更加感到自己无力，认为自己也一定是得了什么怪病。回家后，她感到胃不舒服，甚至不能吃东西，丈夫做了粥，她说吃不下，吃了要吐，丈夫认为她不能再拖下去，一定要去医院就诊。

他们来到中医院，医生看后，让她做胃镜检查，很快检查结果出来了，她没什么问题，就是有点很轻的胃炎，医生给她配了几副中医让她回家好好吃。她希望自己的病早点好，很认真地吃了一个多月，可是病情一点都没好转。

他们又换了一家医院，医生很重视，给她做了全身检查，该查的都查了，仍然没有找到病根。这时，医生认为她应该到精神科看看，是否有心理方面的疾病。医生的建议，她无法接受，她认为自己绝对没有精神方面的疾病，丈夫也不能接受，他认为她好好的，不可能有精神疾病，只要好好调养，好好休息，慢慢会好起来的。

他们拒绝了医生的建议，没及时到精神科就诊。此时周女士的病情正逐步加重，心情很差，对什么都没兴趣，觉得活着没什么意义。她认为自己得了怪病，这个病是现代科学无法查出的。自己那么难过，内心那么痛苦，别人又不相信，不理解，再说自己得了这个病拖累了全家，弄得全家人都不得安宁，自己如果走了，他们就都解脱了。周女士想来想去，觉得最好的办法就是死。

周女士家住在二楼，她每天都在观察，什么时候路上行人比较少，这样她跳下去不会砸伤别人。可是她看来看去都觉得不合适，路上总是有人经过。附近有一所学校，早上有很多学生经过，中午也有学生回家吃饭，路上一直人来人往，她觉得不好，还是想想其他办法吧。

周女士来到单位医务室，她告诉医生自己失眠，已经很多天没睡好，要医生给配点安眠药，医生给她配了四片，并说这个药有规定，不能多配。以后她又去了几次，医生不给配了，让她到上级医院去看，还说安眠药不能乱吃，要她去医院诊断明确再吃。去了几次，只配了几片药，这到什么时候才能积够三十片？她听别人说，吃三十片就有危险，她觉得这个办法不错，没有痛苦，睡着了，什么都不知道就走了。可是没有办法弄到那么多药，只好作罢。

她又去商店买了一根绳子，在家里到处找地方，试了几次觉得不可靠，家里能系绳子的地方都系不住。她把绳子挂上去，人还没上去，自己抓住试试看，就掉了下来，这个办法还是不行。

病情已经发展得很严重，自杀的风险已经显现。可她丈夫却浑然不知，每天上班忙碌，下班做饭，回家看到妻子精神状态还好，没有意识到问题的严重性。

这天她再也无法忍受了，在观察好后，她在夜晚十二点起床。丈夫已经睡着了，她在窗口看了看，认为是时候了，她当时还想了想，尽量不要靠近门边，以免第二天孩子们上学看到不好，在想好之后，她终于跳了下去。没想到，她落在了一楼人家的晒衣竿上，然后才落到地上。此时一楼的人家听到了一声沉重的闷响，立即跑到窗外查看，发现了已经落到地上的周女士，由于被晒衣架挡了一下，周女士下肢骨折，并无大碍，就是痛得很，家里人马上把她送到了医院。

家里人始终不明白，她过得好好的，为什么要跳楼呢？家里相处非常和睦，儿子有很好的工作，收入也不少，可以说家里没有什么令她不开心的事。邻居们议论纷纷，有人说，是不是她老公有外遇了，被她发现，她受不了，想不通就跳楼了？有的又说，是不是儿子工作出什么问题，她太操心，太紧张，所以想不通了？总之说法很多。这些说法传到周女士那里，她心里更加难过，本来没有什么事，就是自己心情不好，丈夫很负责，每天按时上下班，自己身体不适后，他每天要忙着回家做饭，打扫卫生，自己已经感到很内疚了，现在人家议论纷纷，又给丈夫儿子增加了思想负担。自己本想一死了之，没想到非但没有死，还招来了这么多麻烦。

周女士因为骨折住在医院里，医生在询问病史时认为她可能有抑郁症，为了明确诊断，为了防止她出意外，他们请精神科医生来会诊，精神科医生在详细了解病史后，做了精神检查，诊断她患的是抑郁症，并建议她转到精神科进行治疗。周女士不愿意到精神科，她认为自己是心情不好，是更年期疾病，过些时候就会好的，丈夫也有顾虑，认为她没什么大问题，就是想不通，心情不好，到了精神病院不就成了精神病患者？这听起来太可怕了，最好还是住在骨科病房吧。医生告诉他，抑郁症很危险，她已经自杀过一次，在我们这里没有专门的监护设备，一旦发生意外，后果不堪设想。再说已经明确诊断了，就应该到专科医院治疗，这种病人我们也不能收，现在主要是治疗抑郁症，骨科问题，我们可以去会诊，有什么问题我们随时来解决。骨科医生坚持让她到精神科诊疗，在万般无奈的情况下，她由丈夫及儿子送到了某区精神卫生中心。

周女士到了精神科病房，她感到很恐惧，看到那些痴痴呆呆的精神病人，她担心他们会打她，看到自言自语的病人，她躲得远远的。看到她很紧张，医生告诉她，本来抑郁症病人是应该住在抑郁症病房，但是抑郁症病人来住院的不多，我们条件有限，病房少，无法分开，只好让你们住在一起，你放心，我们会尽量安排你和抑郁症病人住一个房间。医生还告诉她，这些病人都已经过治疗，病情已经逐步好转，一般情况下没有危险。他们的脸有些呆滞，是因为药物反应，以后治疗量减少后就会逐步好转。其实，这些病人病前都是很老实本分的，他们长期受到疾病的折磨，变得思维和行为互不协调，有时会做出些怪事、坏事，受到人们的歧视，但是作为精神科医生，我们应该同情他们，关心他们，帮助他们。周女士听了很感动，她从来没有听到医生这样评价病人，她意识到自己可能有病，她相信医生一定能治好自己的病。

住院的头几天，周女士心情很不好，她什么东西都不想吃，医生护士总是不不厌其烦地劝她、鼓励她，做了很多工作，她才能吃一点。医生认为她进食太少，对治疗不利，决定给她增加一些营养，每天加一个鸡蛋，让家属每天送一瓶牛奶。经过两周努力，周女士能吃一点食物了，身体情况也有所好转。此时药物已经开始见效，周女士可以自己吃饭了，心情也逐步好转。她感到医生护士对她太好了，她表示要把医生护士当成自己的知心朋友。

周女士的确把医生护士当成了知心朋友，她把自己的一点一滴都告诉了医生护士，她相信他们会真诚地对她，会尽心尽力治好她的病。其实，她的病已经拖了半年多了，只是她自己不知道，家里人也不知道这是一种病，周围的同事朋友都不知道这种病。

她告诉医生，她开始就是感到睡眠不好，晚上入睡困难，早上很早就醒，有时十二点多还睡不着，早上两点就醒了，在床上翻来覆去就没法再入睡。因为睡眠不好，也曾多次去看过医生，医生认为是失眠，每次就给了几片安眠药，开始几天，吃了后觉得睡眠好了一些，接下去再吃就没用了，看了几次没什么好转，也就不去了。渐渐地，她感到心情不好，每天都生活在苦闷中，晚上常常做噩梦，有时会梦到自己已经去世的父母。过去那些年经济不宽裕，没用很好地照顾他们，没有给他们买过好衣服，没有给他们买过好吃的，她觉得自己对不起父母亲。

她想起了一件事，那时母亲病重，想吃萨其马，可是当时是要用糕点票购买，那个月的糕点票已经被儿子用完了，下个月的票子还不能买，她跑到小卖铺跟人家商量，人家不同意，她又去了几家店也是无功而返，最后也没能给母亲买到她想吃的东西。改革开放以后经济条件有了明显改善，儿子大学毕业去了一家美资公司工作，工资颇丰。可是母亲早已去世了。她想起这件事心里就难过，觉得自己对不起父母，他们含辛茹苦把自己养大，自己却无以回报，就连母亲最后的愿望也没有满足，想到这些她就泪流满面。

每天早上两点多醒来，她再也无法入睡，脑子里很乱，尽想些不愉快的往事，那些往事特别清晰，像放电影一样，一件一件都会浮现眼前。比如今天回想一下单位里的事，单位里有一个同事，对自己很关心，那时大家经济都不宽裕，同事常陪自己去买布料，并拿回去给自己做好。一次儿子学校里搞活动要一件白衬衫，那时一个月的工资都要计划好，没有多余的钱买，同事马上说不要紧，我们中午不休息，去把布料买回来，我今晚就给你做好，完全赶得上。于是，她们中午买布料，同事带回家连夜做好，第二天就给送来，儿子高高兴兴地穿上。她觉得同事对自己真好，真的很感动。可是她总觉得自己有愧于同事，当时同事的女儿要去日本留学，需要一笔资金，同事到处向亲戚朋友借钱。她知道后也想办法给同事凑了几百元，可是钱还是不够，同事后来不知想什么办法解决了，女儿才得以出国。她当时还有几百元钱存了定期，想取出来给同事，又觉得可惜，还差几个月定期就到期了，现在取出来就只能拿活期利息，相差很多，想了又想最后还是没有取给同事。其实同事已经很满意了，大家经济都不宽裕，能拿出几百元就不错了，同事女儿回国时送给她香水，并把利息给她。可是，她现在想起这件事就觉得对不起同事，同事对自己那么好，自己为了一点利息就没把钱给同事，太自私了，太愧对同事了，觉得自己是一个知恩不报的小人。

某日清晨，睡不着，又想起一件事，父亲对自己非常好，平时他很严厉，可是关键时刻你会体会到他是一个慈祥的父亲。三年自然灾难的时候，父亲总是尽量少吃饭，尽量省下粮食给子女吃，父亲由于长时间营养不良，双脚浮肿，他却不声不响，直到去医院看病才知到他是营养不良。父亲从来不做家务事，可是，那年高考，为了鼓励自己，父亲很早就起床，亲自动手给自己做了鸡蛋面，这是父亲对自己寄托的希望。工作之后一直很忙，她很少去看望父亲，有了孩子就更忙，只能在节假日去看望父母，在父亲病重期间也没有好好陪他。那时经济条件有限也没能给他买什么，现在想想真难过，觉得自己是一个不孝之女。

周女士觉得自己亏欠别人太多，自己什么事都没做好，对同事有愧，对父母有愧，她甚至感到自己连做人的资格都没有。

一天，邻居阿婆来看她，平时阿婆对她也很好，经常帮忙在下班前把饭烧上，让他们早点吃饭。她觉得阿婆可信，就把自己近来的想法告诉了她。阿婆年纪大了，很迷信，她说周女士的父

130

母在阴间思念女儿，所以托梦过来，让周女士赶快到庙里去烧香拜佛，他们收到钱就知道你很好了，他们就放心了，你就不会再梦到他们了，自己的痛苦就解除了。周女士虽然并不十分相信，却又觉得有些道理，今年清明因为身体不适，感到疲乏、无力，就没去扫墓，当然也就没有给他们烧钱，本来自己就觉得过去对他们照顾太少，愧对他们，近半年时间，没去扫墓，也没烧钱，如果真有阴间，那他们肯定不高兴了。自己半年多来身体一直不适，难道真是和这事有关？她有点半信半疑。阿婆说，你不要不相信，赶快去求佛吧。

阿婆很热心，代她买好纸钱，还买了地府里用的钱，还有股票。阿婆说，他们收到后一定很高兴，你就不会老做这些梦了，睡眠好了，身体很快就会好起来。周女士想，一来可以向父母表示心意，二来自己的病会好起来。准备好之后，她就到庙里去烧香。回来后，心情好像也好了许多，觉得弥补了对父母的愧疚，那两天睡眠也有好转。可是，两天以后，还是老样子，什么都没有改变。她也开始怀疑这阴间地府究竟是否存在。阿婆告诉她，一定要坚持经常去，心诚则灵，去一两次怎么行呢？周女士不想折腾了，她实在没有精力经常去跑，听天由命吧。

她全身无力，很疲乏，丈夫每天下班回来，就要忙着做饭，晚上要洗衣服，自己感到对不起他。她多次对丈夫说，我现在不行了，无法照顾你，你天天忙着上班，回来还得照顾我，我不能再拖累你了，我们离婚算了。我生病以来，性欲减退，对性生活一点没兴趣，你还年轻还需要，你再找一个女人吧。丈夫要她不要胡思乱想，他不会因为她有病就离开她。丈夫的话让她更加难过、内疚，她真想寻找一个解脱的办法，让他获得新生，她不想再拖累他了。

周女士在反复多次考虑后，还是决定寻找一个消失的方法，在经过多天的观察，选定了那个夜晚，她下定必死的决心，从窗口跳了下去，没想到上帝之手接住了她。她说早知是这结果，我就不会跳了。医生开玩笑说，上帝不想让你死，你就好好活着吧。

周女士会很清楚地向医生汇报自己的病情变化。

第一个月，周女士认为自己没什么病，是骨科医院不愿意收留自己，实在没办法才同意到精神科病房。周女士不愿吃饭，整天卧床不起，感到无力，精神很差，成天愁眉苦脸，唉声叹气，不吃、不动、不说话。她心里有抵触情绪，对医生护士高度戒备。此时，医生护士总是耐心劝导她、鼓励她，医生不厌其烦地跟她说，抑郁症并不可怕，可怕的是不好好治疗，只要认真治疗，完全可以恢复到原来的状态。看到她吃饭了，几个医生护士都很高兴，这让周女士很感动。看到医生护士对自己那么关心，她表示愿意配合医生的治疗。开始药物治疗，吃了几天药，没有什么药物反应，也没感到什么地方不舒服。入院当天夜晚，她睡不着，在床上一动不动，看到值班护士来查房，她马上装睡，没想到值班护士拿着一个小手电，每个人都要照一下，照到她时，小护士没说什么，就走开了。周女士以为就是一次性的查房，以后不会天天这样，可是接连几天，天天如此。查房时，周女士问医生，为什么半夜里还要不停的查病房，医生告诉她，值班护士有规章制度，必须按时巡视病房，尤其是对抑郁症病人，要更加小心，特别注意，防止抑郁症病人出现意外。其实，你的情况我们很清楚，包括几点入睡，几点醒来，甚至去了几次卫生间。前几天夜晚，你还哭了，有这事吗？周女士点头，入院头几天，心情特别差，就哭了几次，没想到被他们了解得那么清楚。

第二个月，周女士在和医生护士接触以后，她感到医生护士是真心的，他们不会害自己，她开始信任他们，并真诚地配合治疗。

她的睡眠有了好转，过去只能睡两三个小时，现在可以睡到四五个小时，睡眠好转了，精神状态也有好转。她高兴地告诉医生，过去睡不着，在床上翻来翻去，越睡不着越难过，脑子里开始胡思乱想，常常想到自己是一个无用的人，不应该活在世上。

原来一言不发的她，现在开始讲话了，有时会和其他病人交谈，并主动关心年老的病人，脸上出现了久违的笑容。丈夫说她又回到了从前，她听了很高兴，因为丈夫最爱从前的她。儿子来看她，说母亲像变了一个人。半年来她整天唉声叹气，寻死觅活，她情绪不好，家里人心情也跟着不好，家里气氛很沉闷，一点生气也没有，现在她心情好了，大家心情也会好，谢天谢地她总算会笑了，还以为她就这样下去，好不了呢。

第三个月，此时的周女士已基本回到了她原来的状态。她过去开朗、活跃，每天除了操持家务外，还积极参加社区的活动，打木兰拳、跳扇子舞，自从生病后这些活动就停止了。现在她很希望能早点回去，她要像过去那样生活。医生告诉她，现在还不能回去，她虽然好多了，但是，还要巩固一段时间。并告诉她，病房里每周都有活动，你可以先适应起来，于是她投入了护士们组织的活动，早上她给病人读报，下午和他们下棋，还关心那些年老体弱的病人。每周一次的文艺活动，她很积极，她唱歌，跳舞。谁都不会想到她曾经是一个抑郁症患者，而且是一个严重的跳过楼的抑郁症患者。

她和医生护士聊天，她说，当初我进来时认为自己没病，家属被你们给忽悠了，硬把我弄到这里。我对你们保持着警惕，晚上，我根本不敢睡，怕你们给我打什么针。为了让我吃饭，你们想了很多办法，你们的耐心、你们的执著使我感动，我渐渐觉得你们是可信任的，就开始配合你们治疗。我的病就一天天好转了。我还有一个日记，记录了自己治疗期间的心情变化、睡眠改变等等。让我最感动的是护士每天夜里都来查房，还要用小手电照，确认病人是否真的睡着，我装睡，她看出了，可是她不说什么。后来我问护士，才知道对抑郁症病人有特殊的要求，抑郁症病人早醒后心情最差，很多病人这时都会有凄凉感，因此最容易发生意外，对抑郁症病人也就特别重视，格外小心。

经过三个月治疗，周女士基本康复，家属对周女士回归正常也很满意。周女士定期到门诊复查，长期坚持康复治疗，病情一直很稳定。

凋谢的花朵

小丽出身于边远山区贫困家庭。当地农村都喜欢男孩，男孩长大可以干活，是家里不可缺少的劳动力，女孩则不受欢迎。小丽出生后，父母把她送给了一户没有生育孩子的家庭。

小丽是不幸的，又是幸运的。养父母经济条件不错，他们都有工作，有固定的收入，抚养小丽是没什么问题的。养父母视小丽为掌上明珠，他们爱她关心她，培养她读书，只要她想要的，他们都愿意给她。也许是因为养父母过分的溺爱，小丽个性很强，她爱管闲事，也喜欢打抱不平，为此也给养父母带来不少麻烦。初中毕业后，小丽不愿上高中，养父母同意她报考了一所中专。

进入中职时，小丽十六岁，此时她身高已经有一米六七，长得不丑，很结实。个性强，个子高，她就常常惹是生非，今天打了这个，明天又打了那个，老师常常打电话给父母，要他们加强教育。

小丽喜欢和男同学一起玩，她喜欢男同学豪爽、做事干脆的性格，讨厌女同学斤斤计较，做事拖拖拉拉。时间一长，她成了男同学中的一员，她常常和男同学一起打篮球，排球。她贪玩，对人热情、开朗、大方，很仗义，看到凶的男同学她不怕，如果谁欺负了其他同学，不管是男同学还是女同学，她一定会出面干涉，甚至和对方较量一下，班上同学都很喜欢她。

进入二年级时，刚开学不久，她就觉得自己头痛，痛得很厉害，不能去学校上学，一回家就躺在床上，不吃不动不说话，就连吃饭也要叫很多次，一个多月就掉了七八斤，本来就不胖的人显得更加消瘦。过去可不这样，在家里她很忙，跑出跑进，母亲做饭，她在旁边帮忙，一会儿放点油，一会儿放点盐，菜还没炒好，她就开始吃饭，现在这个样子，母亲感到她简直像变了一个人。父母很着急，把她带到医院做了详细的检查，拍了头部CT，内科、神经科转了一圈，什么也没查出来，随便配了点维生素，吃了一个多月，一点也没有效果，小丽仍然说头痛难忍，不能去上学。父母听别人说，一定得做核磁共振检查，CT 是看不出来的。于是，父母亲又带她来到医院，医生感到有些疑惑，上次就没检查出什么，现在怎么还是头痛呢？在她父母要求下，做了核磁共振检查，几天后结果出来了，仍旧没有发现什么异常。此时，神经科医生觉得她头痛的症状很严重，觉得她是否有什么心理问题，医生建议她到精神科心理门诊看看。

父母亲有些不能接受医生的建议，好好的孩子，就是有点头痛，怎么就成了神经病呢？但是，小丽的头痛不见好，已经一个多月没法去上学了，缺课多了她将无法毕业，父母只好带着她去了精神卫生中心门诊。医生没给出诊断，只是怀疑她可能是精神分裂症，给配了药，吃了两个月，仍然不见好转，这时正好一个朋友来玩，说有认识的医生，请他们再去看看。

小丽又换了一家医院，医生在听完父母的病情介绍后，给她做了详细的精神检查。其实，小丽的头痛只是一个表面症状，真正变化的是其他方面。心情的改变是最重要的，头痛之前，小丽就感到对什么事都没有过去那么感兴趣了。过去，一下课她就马上跑到球场，玩得很开心。也不知道从什么时候起，就不想去了，同学们还感到很奇怪，贪玩的她怎么不去了？同学们问她，她就说自己头痛，不能去。她对自己喜欢的活动兴趣顿减，原来她喜欢管闲事，有的女同学被人欺负了，只要找到她，她立马就会打抱不平，甚至还出手相助。现在，她可不管了，说自己头痛，没心思管。过去她一回到家，家里到处都是她的声音，走路又快又急，说起话来叽叽喳喳，现在她在家里一点声音没有。母亲观察比较细致，她发现小丽变了，跟过去不一样了，开始母亲以为女儿大了，原来那些小孩的性格会有些变化，大姑娘是要注意自己的形象，话少了，文静了，很正常。母亲的一些话引起了医生的注意，小丽从进诊室就愁眉苦脸，即使谈到她最喜欢的篮球也没有兴趣，坐了好长时间，她连姿势都没改变过，她的话少，动作也少，医生判断她发自内心地不想动。经过检查，医生诊断小丽是得了抑郁症。

医生开出了入院治疗单。小丽父母亲听到这个诊断，感到不可思议。他们认为小丽是头痛，不可能是其他毛病。医生很慎重地告诉他们，要相信科学。小丽头痛是表面现象，你们已经做了很多检查，都没有什么能引起她头痛的原因，她真正的病是你们看到的她的变化。她本来是开朗、活跃的，现在变得不愿意说话，不想做事，整天闷闷不乐，这才是她的病。这就是抑郁症吗？母亲也觉得不可理解。但是小丽毕竟有问题，这是事实。他们不能接受医生让她住院治疗的决定，要求给予门诊治疗。医生不同意，再三强调抑郁症是一种很危险的病，你们看她好好的，但是这只是表象，她内心的真实想法你们不知道，因此她随时都会有危险，一旦有消极意念，随时都有发生意外的可能。小丽父母考虑到，她一个女孩子，一旦住了精神病院，将来结婚都成问题。社会上对抑郁症还不能理解，人家一听住过精神病院就害怕，她自己将来也会有思想负担。再者，他们担心把小丽送入院，将来小丽会恨他们。他们坚持要在门诊治疗，医生劝说无用，只好让他们在入院单上签字，注明拒绝住院安全自负。

小丽在父母亲陪同下开始治疗。他们很配合，按时门诊，按时服药，医生关照，家里要二十四小时有人看护，要做到寸步不离，以免发生意外。随着科学的进步，抗抑郁药物也比过去有了很大的改进，过去的抗抑郁药物，大多数人都难于承受，服药后心慌，视物模糊，双手震颤，现在的抗抑郁药物没有这些反应，一般病人都能接受。医生再三关照，注意安全！小丽的父母很重视，他们认真地监护，按时给小丽吃药，一个月后，小丽的病情就有了明显改善，头痛症状消失了，心情也逐步好起来。三个月后，小丽已基本恢复到她原来的状态。她高高兴兴地上学去了，又像过去那样奔跑在篮球场上，父母亲都很高兴。

小丽回到学校，把原来落下的课程都逐一补上。同学们都说，她前些时候像变了一个人，很少说话，经常趴在桌子上，总想睡觉，有时还要发脾气，大家都吓得离开她远远的，现在她又和原来一样了。同学们都为她感到高兴，谁也不也不知道她是什么病。

父亲想得很周到，担心女儿将来到学校会有压力，同学们年纪小，不能理解这个病，大家的议论会给她增加思想负担。为了避免这些，父亲找到地段医院的医生，给她以内分泌失调为由开了三个月病假。

小丽病情好了，她不愿意再继续服药，父母也认为好了就不必再服药了。他们来到医院找到医生咨询，医生告诉他们，病是好了，但是必须进行长期的康复治疗，包括药物治疗，心理治疗，都是不可缺少的。父母亲一听要长期服药，不能接受，他们认为是药三分毒，他们担心药物对身体有副作用，长期服药吃坏了身体怎么办？医生再三解释，这些新药都是最好的，经过多年的研究，无数次实践证明，是非常安全的。

小丽坚持不再继续服药，父母看到女儿一切正常，也就不再逼她。开始他们还把药放在牛奶、饮料里，能吃就吃，吃不了就算了，后来看到小丽一直很好，他们感到是可以不吃了，停药已经好几个月，小丽很正常，干脆就彻底停了。

小丽停药半年多，病情很稳定，每天高高兴兴的，父母亲也很开心。但是，科学是来不得半点虚假的，任何人都得按科学规律办事。正当全家人都沉浸在欢乐中时，小丽的病又复发了。

小丽失眠，整天低头不语，没有笑容，什么事也不做，也不去上学了，就连每天早上的洗脸、刷牙她都不做。正值夏天，她不洗澡，不换衣服，身上散发着一股气味。母亲急了，每天早晨给她洗脸，帮她刷牙，晚上给她洗澡，她还不愿意，多叫几次就要发脾气，吃饭时不吃，端到面前她看也不看，体重明显减轻。父母亲知道她又发病了，只好再次把她带的精神科门诊。

医生没有指责他们。医生坚持要小丽住院治疗，一方面为了安全，在医院里有条件观察，可以防止发生意外；另一方面，小丽可以进行比较正规、系统的治疗，这对小丽的将来是很有必要的。门诊治疗有风险，有难度，医生无法观察到病人的病情变化，无法进行及时的药物调整，往往药物剂量较小，治疗不到位，而且抑郁症病人在发病时，家属的监护比较困难，容易发生意外。可是，小丽的父母亲仍然表示不能住院，他们说要考虑小丽的将来，人家一听说住过精神科，谁还敢娶她？再说住院要的费用也多，他们坚持在门诊治疗。医生经过劝说无用，只好再次让他们签字。

回家后，父亲不上班，负责每天看管她，母亲负责每天买菜做饭。为了看好她，父亲在她的床边放了一个单人床，白天看着她，晚上睡在她身边，她一有响动，父亲就马上能觉察。一周过去了，还太平，按时吃药，病情尚未变化，父亲仍然认真地守候着她。

尽管如此，事情还是发生了。父亲每天守候，很疲倦，又是中午，天气很热，他看到女儿睡着了，放心了，迷迷糊糊就睡着了。仅仅八分钟时间，他又惊醒了，一看小丽不在床上，他马上起来，此时，小丽已经上吊了，她用一条睡裤把自己吊在门框上，已经停止了呼吸。父亲大声地呼喊，母亲从外面回来，也被眼前的一切惊呆了，马上叫来救护车把小丽送到医院，医院进行了抢救，但是，小丽还是离开了这个她热爱的世界。

小丽才十七岁，生活才刚刚开始，她就过早地离开了。小丽的抑郁症与我们所看到的许多抑郁症有不同之处。因为年纪小，她不可能像大人那样表达自己，她内心的痛苦不易发现，包括她的消极意念往往不被人察觉，其实她像许多抑郁症病人一样有度日如年的感觉。心情不好，情绪低落，让她没有生活下去的信心和勇气，只有死才是最好的解脱。在小丽生病的整个过程中，她都没有谈到自己有悲观厌世的想法，但这并不是说她患的就是很轻的抑郁症。

其实抑郁症最危险的就是消极行为没被发现，直到发生后果才恍然大悟，那就为时已晚了。有的抑郁症病人，他们从不暴露自己有消极想法，只是谈一些躯体方面的不适。精神科医生只有透过各种表象，才能看到疾病的本质，才能做好预防措施。小丽的抑郁症，除了具备一般抑郁症的特点，最明显的症状就是头痛，头痛症状掩盖了她真正的抑郁以及消极意念。如果家属能够听取医生的建议，及时入院治疗，让小丽得到应有的监护，也许悲剧就不会发生。

悲观厌世的写作者

老张今年才四十岁，可是他患抑郁症已有八年，已经是一个老抑郁症患者，有过多次消极行为，有过多次住院经历，每次经过治疗好转后又复发，反反复复，住院又出院，他已经感到精疲力竭，万分绝望。

在单位领导的关心照顾下，家属及儿子陪同老张前往某市的精神卫生中心治疗。去医院的路上，老张感到寸步难行，由儿子搀扶着，就在过马路时，他突然挣脱了，朝着一辆行使过来的汽车撞了过去。一瞬间，司机一个急刹车，车停了下来，车轮险些压在他身上。顿时，很多人围拢过来，警察过来问明情况后，立即把他送到附近的精神卫生中心。

为了防止意外，老张住在一级病房，由医生护士给予二十四小时看护。

老张曾经是某市的宣传科干部，工作认真负责，和同事相处也很好。他最大的爱好就是写作，常常写一些文章发表在杂志上，生病前他每天都要写到很晚。看到自己的文章发表，他感到很高兴。

八年前，老张得了抑郁症，没有任何原因。开始是写作到深夜感到疲乏，渐渐失眠、早醒，心情不好，情绪特别低落，什么事都不想做，不想说话，人变得很懒，个人生活也不想料理，消瘦得很厉害，看上去又脏又臭，一副邋遢相。家里人都嫌他脏，不愿意理睬他。

每个夜晚，老张睡不着，好不容易睡着了，两点就醒了，这时心里特别难过，有一种凄凉、悲伤的感觉从心底升腾。老张想起小时候的生活，那些不堪回首的往事，一一涌现在眼前。

他出身于贫困之家。他只有两个月大时，母亲就因病无钱治疗离开了。父亲没有办法，只好抱着他挨家挨户向人家讨奶吃，村里的人很善良，都愿意给他吃点儿。半岁时，父亲就用锤子舂米粉给他吃，他在父亲的照顾下慢慢长大。他三岁时，父亲去山上砍柴时碰上大雨，不幸从山坡上跌下摔成重伤，无钱治疗，几个月后，父亲也离他而去。这时家里只有一个年迈的爷爷，自己的生活还没法料理，怎么能照顾他？从三岁起，他就过着贫困、孤独的生活。爷爷带着他讨饭，东家给碗饭，西家给碗粥，寒冷的冬天还穿着破烂的单衣，十多岁还没穿过一双鞋子。每当想起这些往事，他心里就有种凄凉感，情绪低落，悲观厌世，生不如死。他感到人生是如此的凄凉和痛苦，他觉得与其痛苦地活着还不如去死，死是自己最好的选择。为此，他想了很多办法，在进行了比较之后，他多次去医务室找医生，说自己睡眠不好，需要吃些安眠药，医生给他配了几粒安定，回家后他并没有吃，把药存起来，好不容易凑了三十几粒。他选择了一个周末，这天儿子、女儿都外出，只有妻子一人在家，妻子忙着做家务，不会注意他。

中午，妻子给他送来午饭，他对妻子说，我休息了，你不用来了，妻子以为他真要睡觉，就轻轻把门关上了。他没有胃口，随便吃了几口，就把药全吞了下去，他静静地躺在床上，闭上眼睛。开始他并没有睡着，他在回忆着很多往事，他仿佛又回到了童年时代，痛苦的经历一幕幕出现在眼前。

父亲临死前紧紧拉住他的手，眼神里有对他的无限牵挂。寒冬腊月，雪花飘零，地上积雪有一尺多深，他穿着别人给的大得能当拖鞋的鞋子，在雪地里高一脚低一脚地由爷爷牵拉着艰难地行走。天是灰蒙蒙的，雪地上留下了他们大大小小的脚印。他觉得自己就要解脱了，从此再也没有痛苦的煎熬。如果真有天堂，那么他和父母、爷爷就要相聚了。想到这些，他认为自己没有什么牵挂了，没有什么留恋了，想着想着就睡着了。

晚饭时，妻子给他送饭，看他睡得很熟，就没叫醒他。可是，第二天早上，他还在睡，妻子推了推他，没有动静，这才发现他身边的安眠药瓶子。妻子想到，他一定是吃了很多安眠药，从昨天中午到今天已经睡了二十几个小时了！老张立即被送往医院，经过洗胃、补液，折腾了很长时间，才从死亡线上把他拉回来。

妻子对老张的变化感到不理解。

同事介绍她认识老张时，老张是个朝气蓬勃的小伙子，对人热心，做事认真。他也曾多次谈到过自己年幼时的经历，所遭遇的苦难，但谈得更多的是当下的工作和生活。他觉得是政府把自己从一个孤儿培养成了国家干部，他要努力工作回报政府。相识相恋，经过三年，他们彼此都了解了对方，便结了婚。婚后他们的生活一直很幸福。妻子怀孕后，他关怀备至，体贴入微，妻子的小姐妹都羡慕她找了一个好丈夫。

老张年轻时很爱整洁，每天上班前都要照镜子，把头发梳整齐，把衣领拉好，还开玩笑说，自己不比电影明星差。妻子最喜欢的就是他的乐观、热情。妻子下班一进门，他就把妻子搂在怀里，用力亲吻着，有时还直接把妻子抱到床上。可是，现在完全变了，老张脸上总是冷冰冰的，懒惰，不修边幅。夏天，他竟然不洗澡，不换衣服，督促他几次，他还不高兴，有时还发脾气。妻子无法理解，这是当年自己的丈夫吗？一年多了，老张对妻子很冷淡，要求分房住，妻子嫌他脏，也就同意分开住。老张曾经很喜欢女儿，女儿灵巧、听话，可是现在，他看都不看女儿一眼。不过，妻子一直没意识到老张是病了，她就是觉得他变了，变坏了。说他是病嘛，他思路很清楚，没有胡言乱语，也没有怪异行为，可这次老张服安眠药，说明他是非常绝望了，她意识到他可能是有病，应该进行治疗。

第一次，家人把老张送到当地一家很好的医院治疗。那时的抗抑郁药物疗效还可以，但是副反应比较大，服药后口干，随着药量的增加，视物开始模糊，他想看报纸都困难，双手有些发抖，浑身不舒服。医生安慰他要坚持治疗，病情缓解后调整药量，药量减少后副反应就会消失。老张能坚持治疗，病情很快得到了好转，他又回到了工作单位，继续做宣传工作。他又开始写作了，爬格子很辛苦，但是他很高兴，看到自己的文章发表，他感到非常欣慰。老张病情好转后，感到没有必要继续服药，加上药物反应很难受，他就停药了，停药后的一段时间情况还可以，他照样上班，照样写作，心情也可以。可是，渐渐地，人又发生了变化。他又感到很累、无力，回家就想睡觉，但是躺在床上又无法入睡，不想吃饭，不想说话，心情又不好了，老想一些过去伤感的往事。

他想起他读初三时，喜欢邻桌的女生，这个女生是城里的孩子，家里条件比较好，穿着打扮跟乡下的孩子不一样。女生常常向他请教问题，他们相处得很好，放学时他们一起回家。女孩开朗、可爱，他也不知是怎么回事，很喜欢她。

尽管他很喜欢女孩，可是女孩根本不知道。初中毕业后，他们考进了不同的高中，两人一直保持联系，他每周都给女生写一封信，有时还写一首诗，但是，他们只谈学习方面的事，交流一些学习心得，他从未向女生表达过自己的心意。

时间过得很快，转眼高中毕业了，由于自己是政府资助读书的，老张觉得自己应该早点工作，减轻国家的负担，于是就去工作了。这个女生考进大学后，他们之间的通信少了。女生暑假回家，带回一个男同学，看到他们亲热的样子，他心里很难过，他明白现在不同了，他们之间的差距已经很大了，他只能把她当成一个同学，或者是记忆中的恋人吧。

每当情绪低落时，老张就会想起这些令人难忘的不愉快的往事。还有一件事也让他很伤心，因为家里经济条件差，他穿的衣服都是别人送的，衣服不是大，就是小。小学的一个老师常常取笑他，他穿小的衣服时，老师说他的衣服太紧，像孙悟空；穿大的衣服时，说他穿的是长袍，像唐僧……他认为自己很小就体会到了人生的悲凉。

心情不好，老张个人卫生也不做，不洗脸，不刷牙，再热的天他也不洗澡。妻子看到他这样很生气，嫌他脏、臭，跟他分床睡。一切又回复到过去的样子了。妻子有时也很纳闷，前几天还好好的，这才没几天，怎么又不好了？

有一次，妻子给他洗澡，并说我们好久没过性生活了，我才三十五岁……老张说，我现在性欲减退得很厉害，一点要求也没有。任凭妻子怎么努力，老张都没有反应，妻子只好作罢。看到妻子闷闷不乐，老张气哼哼地说，我是没有能力了，你实在想要的话，你到外面去找人，我没意见。妻子气得大哭，说我是希望你能早点好起来，那种事我是不会去做的。老张生病看什么都不顺眼，没什么事能让他开心。这事过后，老张越想越感到自己是个无用的人，妻子的这点要求自己都不能满足，他觉得对不起妻子。老张觉得自己活着没意义，他走了，自己解脱，别人也解脱了，这不是两全其美吗？

这几天老张的心情很差，清晨醒来时情绪特别不好，一股发自心底的凄凉像一团团黑色的烟雾从心里慢慢升腾起来，渐渐地充满了整个胸腔，他感到呼吸困难，感到活着的艰难，他真想解脱啊。

一些令人难忘的画面再次出现，他看到了自己穿着破旧的衣服、露着脚趾的鞋子，正一步一步跌跌撞撞地走着，爷爷弓着腰咳嗽，雪地上留下的脚印……往事不堪回首，想到这些往事，心里就不好受。世态炎凉，他再也不想活下去了。

深夜，妻子孩子们都睡着了，老张把一把椅子放好，把准备好的布带绕在头颈上，把布带挂在窗框上，然后把椅子踢开。椅

146

子哐当一声倒在地上，响声把妻子惊醒了，她立即大声呼叫，儿子过来把老张放下来，一场虚惊，老张安然无恙。妻子觉得他在家里很危险，只能把他送到了医院里治疗。

老张第二次住院了。在医院里经过了正规的治疗，几个月后，他又康复了。出院时，他很高兴，看到妻子儿子，感到对不起他们，让他们太操心。他对妻子说，我一定按时服药，好好巩固治疗，以后一定不再发病。妻子很欣慰，说你一生病我们就很担心，你好好的，我们就放心了。

老张第二次出院时心情真好，每天都乐呵呵的，见人就喜笑颜开，有说有笑的，大家都说这次他的病可是真好了，很为他高兴。老张又像过去那样去上班了，每天很早就到办公室，打扫卫生、打开水、泡茶忙得不亦乐乎。下班回家，也有说有笑，爱干净，勤快，家人都说他又变回了他自己。

老张的病是好了，现在，他睡眠很好，一觉醒来看到窗外透进来的阳光，此时他感到人生是如此美好，自己还有很多事要做。过去想做，却没有力气去做，好像缺乏一种动力，连最起码的料理个人卫生也无力去做。他想，自己变成这样，别人讨厌也是可以理解的。自己怎么就想去死呢？难道这就是病之所在？他感到不可理解。生病时从来没有看到阳光，看到的是灰蒙蒙的天空。心情好了，那些不愉快的往事，就渐渐淡忘了。老张自己也感到奇怪，发病时老是想到贫困的童年。其实，他后来生活得还可以，一直读到高中毕业，当时如果他想继续读大学，国家也会给他助学金，让他顺利完成学业，是他自己坚持要工作。

老张回忆起来，中学时，每个月老师会按时给他送来当月的饭菜票，还有几元零用钱，可以买一些生活用品。冬天来临前，老师会把棉衣棉裤给自己送到宿舍里。虽然自己是孤儿，但是生活得很好，得到学校和老师、同学们无微不至的关心和照顾。记得有一次班级里去郊外游玩，同学们在一起吃饭，大家都坚持不要他付钱。他喜欢打篮球，鞋子很容易坏，班主任老师有两个男孩，丈夫也是老师，他们工资也不多，可是看到他鞋子坏了，马上去给他买了新的篮球鞋，还让他把坏鞋脱下，把新鞋换上。有这么多难忘的往事，现在想起来还觉得有一股暖流在全身涌动，可是生病时都想不起来。

可这以后，老张的病仍旧几次复发。

老张已经几进几出医院，每次发病，经过治疗都恢复得可以，但是，这最后一次，老张认为是治疗得最好的一次。老张深有感触地说，过去我住过好几次医院，这次感受不一样。为了照顾我，医院专门给了一间小房间，让儿子睡在我旁边，我很感动。为了防止发生意外，晚上护士每隔十几分钟就要来看看，她们一直坚持到我病情好转。我住了好几次医院，这里的医生护士态度是最好的。这次住院不只是药物治疗，医生还给我作了定期的心理治疗。过去我只认为自己是情绪出了问题，不承认自己有病，更不承认自己是抑郁症，这次住院让我学到了很多知识，明白了很多道理，我对自己的病有了了解，知道了治疗的重要性。我有信心坚持康复治疗，远离抑郁，我要让自己的生活充满阳光。

尽管老张这次治疗效果很好，但是几次住院的经历让医生护士很为他担心，不知道他是否真的会坚持康复治疗，是否真的永远远离抑郁，是否能健康地生活在阳光下。

全身不适不能说话的姑娘

　　小京今年刚刚大学毕业，毕业前应聘了好几个单位，最终她选择了某公司，开始了自己的职业生涯。

　　工作单位与学校是不同的，气氛、环境、人与人之间的交往有着截然不同的区别。小京刚进单位，一时还难以适应。

　　小京喜欢运动。休息时，看到单位有乒乓球桌，她可高兴了，就在办公室里的小黑板上留言，招募喜欢打乒乓球的同事下班后打球。马上来了好几个男同事，下了班他们一起打球，直到很晚才回家。第二天，男同事都夸奖她球打得不错，称赞她有活力，有青春魅力。有两个女同事在一边抿抿嘴，是那种不屑一顾的样子，小京看了有点不太开心。小京想，你们愿意就来参加，不愿意也不勉强，我的事情自己做主，我喜欢玩就要玩。

　　国庆节快到了，每个科室都要准备几个节目，科长找到小京，问她能否出个节目，小京爽快地答应了。小京说，我来一个独唱。公司联欢会上，各科室都表演了节目，场面很热闹。轮到小京上场，科长还有些担心。科室里的人多数年纪四十多岁，没有什么特长，之前来了两个女生，性格比较内向，从来不愿上台表演，每年过节只能看看别的科室表演。小京来了，带来了生气，科长对她寄予了厚望，不知她能否圆满完成这个重任。科长心里没有底。

　　小京很大方地走上了舞台，她拿起话筒，大声地作了自我介绍，然后报了自己演唱的是《敖包相会》。这个歌是男女声对唱，她问有哪位男同事愿意赞助，人群中立即有一位男同事走了上来。小京的嗓子好，从小就喜欢唱歌，她歌声甜美；男同事嗓音浑厚，他们的演出感情投入，把这首歌演绎得非常好。当他们唱完，下面立即响起了掌声，掌声不停，小京只好当场和这男同事商量，再唱一首《北京的金山上》。他们一边唱，小京一边跳起了藏族舞蹈，气氛被推向了高潮。一夜之间，小京成了公司的名人。

国庆节以后，很多人都认识了她。她到餐厅吃饭，有人会向她微笑，有的人会点点头，当然也有一两个不友好的人冷眼相向。一上班，她的桌上就放了几封信，她拆开看了，都是给她的情书。她感到有些莫名其妙，她根本就不认识他们，可是，他们都说从她唱歌认识她，喜欢她，愿意和她交朋友。小京并没有受宠若惊，大学时就有几个男同学追求她。她没有接受他们，因为父亲管教很严，父亲定下规矩，先有事业后成家。所以小京努力学习，从来没有谈过恋爱。

小京的脑子里总是出现那个敢于上台对唱的男同事，他有胆量、有魄力，也有能力、有水平。小京猜想他一定是某名牌大学毕业的，看样子已经工作几年了，年龄大概也就是二十八九岁，长得很帅气，他一定也很喜欢运动。小京每天下班后都要去打一两个小时的球，她期待着能在球场上碰到他，不知为什么，她就是想看到他、认识他、了解他。不出所料，她果然在羽毛球场上看到了他，他打了个招呼，就拿起球拍要和小京打球。小京羽毛球打得不错，拿起球拍就和他对打起来，几个回合后，他们不相上下。又打了一会，他建议休息一下，这时他们才开始聊天。他自我介绍是山东人，毕业于某大学，工作了七年，今年二十九岁，姓林。以后你就叫我小林吧，他说。小京感到好笑，他的自我介绍就像是在相亲，小京感到有些不好意思，只好低着头。

后来，小京渐渐了解到，他没有女朋友，住在单位的集体宿舍。每天他们都去打球，周末小林还会邀几个同学，大家一起到卡拉 OK 唱歌。他和小京常常一起唱男女声对唱的情歌。其他同学都在小声议论，说他们很相配。但小京清楚，他们目前还只是一般朋友，还没有真正恋爱。

其实，小京心里还有一个心结。她知道小林是外地人，在这个城市里没有家，没有房子，小林的老家在农村，家里经济条件不太好，小林还常常给父母寄钱，这样的条件父母亲会同意吗？

小林邀请她到宿舍里玩，说是要给她一个惊喜。下班后她去了他的宿舍，简陋的房间里住了三个人。他们都是外地学生，对小京的到来很欢迎。小林拿出一张画，画的正是小京，不过比小京的长相稍微夸张了一点。小京很惊喜，没想到他还有这才能。小京说，我眼睛没这么大，也没画中人漂亮。小林没说话，另两个人哈哈大笑，说你在他心里就是这么漂亮，我们林兄为了画好这张画，可是好几个晚上没睡好。小京看到他们桌上放着几包方便面，就问小林，你们晚饭就是吃这个？小林说不一定，食堂里晚上都是中午的剩菜，不想吃就吃方便面。有时我们几个人也到外面小饭店吃一顿，经常去也觉得不好吃，花钱太多也不行。小京在那里坐了一会，他们总是拿她起哄，小京心里明白，他们是在帮小林的忙。他们说话很幽默，气氛很热闹，很轻松。小京开始喜欢小林，也喜欢他的朋友。

小京回到家，妈妈在等她吃饭。吃饭时她和妈妈说了到同事宿舍里玩，看到他们吃方便面，让妈妈做点菜给他们带去，晚上他们就不用吃方便面了。妈妈听了，觉得这些学生也不容易，多数来自外地农村，家里经济条件都不太好，小京想到关心他们是好事。妈妈吃好饭，就做了一些外地口味的菜，有炒辣酱、红烧肉，还有榨菜炒肉丝。妈妈是中学老师，利用周末专门去学过厨艺，能做一手好菜。妈妈常说，自己做的菜，别人爱吃，就是自己最大的快乐。

小京把妈妈做好的菜带到科室，放在冰箱里，并发短信给小林。今天晚饭，不要吃方便面，买些白饭，我给你们带菜来。下班后，小京把菜送给他们，又在超市买了虾米紫菜，给他们用开水冲了一大碗虾米紫菜汤，没想到他们竟然把所有的菜都吃光了。小京感到好笑，这些菜他们家一周也吃不完。小京回去讲给妈妈听，妈妈也笑了，说他们出门在外不容易，再说他们是男子汉，是应该多吃点。此后，只要有空，妈妈就会买些菜回来，做好让小京带去。妈妈关照小京，过年过节请他们来家里玩，并告诉他们不用买东西。

小京和小林的关系在发展，可是小京还不敢告诉父母。她担心他们会因为小林老家在外地农村而反对。她想等条件成熟些再告诉他们。

小京和小林还没单独约会过。小京有些纳闷，总不能一直是大合唱吧？这个周末，小林来到小京的科室，他可是第一次到这里来。他走到小京的办公桌前，把两张电影票放在桌上，大声说，今天晚上，我请你吃饭，看电影。还未下班，大家都很明白小林的用意。

这时，半路杀出一个"妖精"，她就是同科室的女同事。她一直对小京看不惯，小京上台表演节目，大家都鼓掌，她却说，有什么好的，我是不想去，我要去的话，不比她差。看到小京和男同事打球，她也有意见。有男同事给小京送玫瑰花，她趁小京不在就给扔了。看到小京有好几个追求者，她又气又恨，还常常偷看小京的来信。小京也知道，但是，小京觉得她比自己大几岁，工作了好几年，到现在还没找到男朋友。她个子矮小，人又太胖，没有男生追求她，心里不好受，可以理解，小京也不计较。

同事把电影票拿过来，自己拿了一张，对小林说，她另有约会，我陪你去吧。小京没反应过来，这是怎么回事？小林很生气，他转身就走。小京想，我没和谁约会，她为什么要乱说？还没等小京解释，小林就走远了。小京心里很难受，别人这样造谣，小林竟然相信，也不问清楚就生气。那天她没去打球，直接回家了。小京认为，如果小林不信任自己，那么他们之间的交往就没有什么意义。但是，小京很想把这个问题弄清楚。

第二天上班，小京对这个女同事说，中午我有事找你谈，这个女同事姓陈，大家都叫她小陈。中饭后，小京在花园里等她，她准时来了。那天你说我另有约会，我没有约过什么人，你为什么要这么说？小陈说，那天在食堂里见到小刘，就是天天和你打乒乓球的那个人，他说，周末想请你去看电影，我想你是会去的，我知道小林喜欢你，他在追求你，我怕他受到伤害，他那个人自尊心特别强，所以就如实说了。小京说，小刘没有和我约过，我还不知道有这件事。小陈说，噢，那可能是误会了。小陈说，小林和我是青梅竹马，我们一起读小学、中学、大学，一直相处得很好，小林对我关怀备至，中学时住校，每到周末我们一起回家，路上要走两个多小时，我们谈学习，谈班里的事，他还讲些笑话，那么远的路我们没感到累，不知不觉就到家了，他每次都先把我送回家，自己再回家。中学时我发现我们性格有些差异，他喜欢打球，喜欢唱歌，喜欢交很多朋友，我喜欢安静，喜欢看书。大学时这种差异明显了，我们之间也有了距离。但是，这并没有影响我们之间的关系，我心里只有他，很多同事都给我介绍朋友，我无法接受。目前我们的状态很尴尬，我不结婚，他也没找女朋友，就是你来了，他动心了，从那天你们一起唱歌、跳舞，我就知道他爱上你了。小京听完才明白，小陈对她有意见的原因。小陈说，我把这些告诉你，我想你知道该怎么做了。小京内心很复杂，她凭一个女人的直觉，知道小林是爱自己的。

小京也意识到，自己真喜欢小林。他们性格很相似，就连一举一动，一言一语，彼此都能领会。再说小林帅气、开朗、大方，这正是自己期待已久的"白马王子"。可是，她听了小陈和小林的故事，又很同情小陈。为了这份爱，她坚持着没找男朋友，到现在已经快三十了，她还在等，等来的可能是一个无缘的结局。小京很清楚，他们是同学，是一般朋友，不是恋人，而且小林并不爱她，否则他们早就结婚了。

小京回家了，她不知道自己应该怎么办。小林认为她喜欢别人，按他要强的个性，在没有搞清楚之前，他是绝不会主动来找她的，小京认为自己受了冤枉，还要去向他解释，太没面子，再说他和小陈究竟是什么情况，只有他心里清楚。小京也有些担心，大家是同事，如果自己和小林的关系发展了，同事会怎么看这个事？小陈能受得了吗？她的思绪很乱，她躺在床上觉得全身酸痛，特别是喉咙痛得很厉害。

三个星期了，小京没去打球，也没心思做事。前些时候她每周要去小林宿舍一两次，给他们带些妈妈做的川菜，最近不去了，她没有勇气去，她也不知道该不该去。加上自己身体不舒服，小京没心思再考虑任何事情。

小京无精打采，妈妈很快就发现了。小京说自己全身疼痛，喉咙痛得厉害，说话困难，妈妈感到小京说话的声音越来越小，有时几乎听不清楚，要靠得很近才听得见。渐渐地，小京不讲话了，只是用手势来表达。妈妈很着急，带她到医院看病，医生检查后却没发现异常情况。但是，小京坚持说喉咙疼痛难忍，医生检查时她也说不能说话，用手指指点点。医生仍旧认为没什么问题，只需多喝水，给了一些清凉喉片，说是休息几天就会好的。

半个多月过去了，小京几乎不说话了，什么事都以手示意。妈妈又带小京去了医院。这次，医生给她做了喉镜，又做了CT，几天后结果出来都很正常。医生建议她们到精神科看看。

妈妈带小京来到了某精神科门诊。医生对小京作了详细的精神检查，小京不能说话，精神检查很困难。医生要求小京用笔写出来，和医生交流，医生认为小京的喉咙痛是表象，真正的病是抑郁症。她的病有三个特点，第一，近一个多月以来兴趣明显减退，原来的兴趣爱好均丧失。她曾经是一个兴趣广泛、爱好运动的女孩，现在她已经不再去参加什么活动。第二，情绪低落，心情不好，常常想哭，感觉人生没有意义，有时会出现生不如死的想法。第三，人感到疲乏，无力，不想做任何事情，最想的是睡觉，可是又常常入睡困难，且早醒，特别是感到自己脑子反应慢了。妈妈感到不可理解，家里几代人都没有这个病，怎么她突然就得了抑郁症呢？妈妈不相信小京是抑郁症，她让小京在诊疗室坐一下，她要和医生谈谈。妈妈说，医生刚才所说的三个特点的确存在，但小京也可能是因为失恋。小京最近爱上了一个男同事，前些天他们之间产生了一些矛盾，从那以后小京就渐渐出现以上症状。医生说这只是一个诱发因素，小京的症状与诱发因素没有太多关系。医生要求小京把自己的心里话写出来。她告诉医生，她喜欢这个男同事，这个男同事也在追求她，但是，她还没有下决心要接受他的爱情。他家在外地农村，担心父母亲不同意，他们还没有真正地谈恋爱。期间，一个女同事在捣乱，她并没有把这个事看得很重。小京觉得自己只是喜欢他，还没有真正爱上他。医生说，她有可能受到了一点刺激，但是，这不是她生病的原因。医生告诉妈妈，小京目前的症状还比较轻，但也不能大意。小京虽然没有强烈的消极观念，但是，她也有消极的意念，一定要引起重视，严加防范。

回家后妈妈看了很多书，又打电话咨询了几个当医生的朋友，大家都一致认为应该相信科学，认真进行治疗。

经过一个多月的治疗，小京的情绪有了明显好转。愁眉苦脸的样子消失了，睡眠也改善了，入睡困难、早醒都没有了。每天睡醒，总感到很想吃东西，会跑到厨房里，自己做饭吃。前一阵子可不是这个样，小京早上不起床，饭送到床边也不吃，不管你怎么劝说就是不吃，把妈妈急得一点办法没有。

病情虽有了明显改观，可是让妈妈担心的是，一个多月了她还是不讲话，虽然喉咙不痛了。就诊时妈妈说，自己现在最担心的是，她会不会从此不会说话了，医生肯定地回答她，她很快就会说话的，只是还要一些时间。

医生认为小京在药物治疗的同时必须进行心理治疗。医生要求小京每周两次到心理门诊进行治疗，小京非常配合，每次都按时来接受治疗。医生给她制定了一个治疗计划，每周两次，一共八次。在治疗时，医生要小京认识自己的病情，自己所患病的性质、特点以及发展变化。医生告诉小京，抑郁症是一种情感性精神病，以情感低落，对周围兴趣下降，语言动作减少为特点；同时伴有一些躯体方面症状，疲乏无力，有的人还会出现各种躯体方面的不适。这些症状往往和心情有着很大关系，一般经过治疗都能够好转。抑郁症不可怕，经过治疗大多数人都可以康复，回到病前的状态。小京写道，我可以完全康复吗？我能说话吗？医生说，一定能，你的喉咙根本就没有毛病，你要相信科学，五官科该做的检查都做了，事实证明你没有这方面的病，你回家好好想想，写好周记。医生说希望你能对自己的病有一个认识，对现状做一个简单的评估，给你一个抑郁症状自评量表，看看每周评估的分数，可以了解自己病情的变化程度，医生相信你，你也要相信自己，要努力改变现状，很快就会讲话的。药物治疗在小京身上一个月就基本见效，病情也明显好转，剩下的唯一症状就是不能说话。在第二个月的治疗中，给予药物治疗的同时，配合心理治疗。小京的领悟力很好，第三周后就能小声说话，只是声音非常小，渐渐地，小京能正常说话了。经过三个多月的治疗，小京已经完全康复，而且达到了病前的状态。

小京又开始到球场上活动了。这天她在打羽毛球，小林来了，他要别人让他和小京对打。一会儿小京累了，说休息一下再打吧。小林来到她身边，问她，你好长时间没来上班，你到哪去了？打你手机关机，家里电话没人接。我不知道你家地址，到人事科去问，他们说不能告诉我。我只好天天等你，希望你没事。小京很感动。这段时间，小京根本没有心情去想这些事，那种痛苦、难受的感觉，让她觉得人活着都没什么意义，哪还有心思去想其他事情？没想到小林还对她念念不忘。她说，最近我姑妈生病，我住到姑妈家里。小林说，那天是我不好，我向你道歉，我想了很久，才下决心第一次请你看电影，你却约了别人，我当时很生气，就离开了。后来我找到小陈，才知道事情的真相，是我错怪了你，你骂我、打我都行。小京说，你们从小一起长大，是同学，现在是同事，她那么爱你，我不能夹在中间，你不应该辜负她对你的一片真情。小林说，你不喜欢我，不愿意接受我也可以，但是，你不能把我当成礼物送给别人。我可以坦白地告诉你，我和她是从小一起读书，一起考大学，一起工作的，但是，我们是好同学、好朋友，我一直把她当成一个姐姐看待，从来没有其他想法。这一点她也很明白。我要是爱她，我们早就结婚了，不可能拖到现在。我一直没有碰到喜欢的人，直到你出现，我才意识到你就是我一直在等的那个人。我和她之间没有什么特殊关系，就是同学加老乡，她有什么困难我都会帮助她。

小京心里明白，小林今天算是正式向自己表白了。

小京回家后想了很久，她想还是听听爸妈的意见。小京是独

158

生子女，爸妈对她管教有方，小京是个听话懂事的孩子。她不仅会做饭，还会做衣服，她穿的很多款式精简、大方的衣服都是她自己做的。这对很多女孩，这都是望尘莫及的事。这天，小京告诉爸妈，说自己喜欢一个男同事，他已经正式提出了他们之间要确定恋爱关系。小京说自己有顾虑，男同事家在外地农村，经济条件可能不会太好，将来生活质量难以保证。爸妈说，我们有三点建议，第一人品好，第二工作好，第三他真心爱你，其他都不重要，经济条件是可以创造的，即使你们经济有困难，还有我们呢，我们也会尽力而为。爸妈还说，要把你的病情告知对方，不能蒙人家。小京没想到，爸妈根本就不在乎什么经济条件。

小林来到小京家里，爸爸和他谈了很多，对他有了了解。小林在农村读书不容易，小学时每天放学回家就要去割草喂牛；中学时住校，每到周末回家，要上山去砍柴，早上天不亮就起床，到下午才能回到家，中午吃点自己带去的冷饭，喝点山泉水；大学时做家教，有时到食堂里打工，还给乡镇企业做小产品，以此减轻家里负担。现在，工作之余，小京也会去做些其他事，一方面见见世面，另一方面可以学到很多知识。

爸爸把小京的病情告诉了他，他感到很奇怪，小京那么天真活泼，那么可爱，他们曾经一起唱歌，小京跳藏族舞的样子还历历在目，怎么会和抑郁症扯到一起？他无法想象。他怀疑是否诊断有误，看着小京现在的样子，他也不相信。爸爸告诉他，没有错，经过治疗她已经完全康复了，今后还要继续治疗，防止复发。小林仍表示怀疑，说，你们是不是不同意，还是有别的想法？妈妈只好拿出了小京看病的资料，有病历，有医生配药的账单，这下小林相信了。小林看完后就说，不管她情况怎么样，我的决定不变，我既然爱她，就愿意和她一起共渡难关。爸爸说，希望你好好考虑，不用马上回答我们，我们也担心，将来发病给你带来麻烦。如果她一直这么好，问题不大，如果老是反复，也会给你增加负担。小林说，他不会改变自己考虑已久的决定。爸爸的意见是相处一段时间，如果他们都感觉比较合适，再考虑结婚。小林同意了这一决定。

小京和小林确定了恋爱关系，他们相处得很好。小林常常到小京家里，买菜做饭，干什么家务都得心应手。妈妈很高兴，逢人就说，我有一个女儿，现在又有了一个儿子。小京坚持药物治疗，定期接受心理指导，小林常陪她一起去，在爸妈及爱人的关心呵护下，小京的病情一直很稳定。

她曾经是快乐的舞者

李女士今年五十六岁，原先是某单位的会计，她工作认真，账目做得很清楚，和同事相处很融洽，领导和同事都很喜欢她。退休后，李女士觉得在家无事可做，就参加了小区里的老年舞蹈队。别看她五十多岁，可是她身材苗条，端庄秀丽，一看就知道年轻时她一定是个美女。她刚到舞蹈队时，还不会跳现代舞。以前她曾经跳过交际舞，"文革"中跳过民族舞，有些基础。她很努力，不断地向别人请教，回家后自己再练习，很快她就成了舞蹈队里的主力，常常代表小区到外面演出，还参加了多次舞蹈比赛。

她是一个生活快乐，充满活力的人。

很多人不能适应退休后的生活，不能适应周围环境、地位、角色的改变。比如原来当领导的，高高在上，发号施令，习惯于指挥别人，退休后会有一种失落感。有的人在单位工作时同事朋友很多，退休后一个人呆在家里，会感到孤独寂寞。但李女士很快就适应了角色及环境的改变。

春节快到了，女儿女婿，还有可爱的外孙女都要从外地回来过节。李女士很高兴，整天忙里忙外，打扫卫生，清洗衣被。这时她感到很累，感到腰部有些痛，起初她没注意，仍旧在干活。后来腰越来越痛，她休息了几天，不见好转，疼痛加重，走路都有点困难，她在丈夫陪同下去医院就诊。经过拍片检查，医生诊断她是腰椎间盘突出症，病情较重，需要住院治疗。李女士担心自己的腿不能走路，她接受了医生的建议住院治疗。

住院让李女士很难受，她就像一只鸟被关进了笼子，哪里都去不了。她不能再去参加每天早晚的跳舞，也不能做家务，心里很焦急，想得很多。每天的治疗日程安排得满满的，早上是牵引，下午是理疗，还有针灸、按摩，这时她的腰痛已经很严重，不能翻身，不能坐，站立很困难，有时想起来走几步，可是站立时疼痛难忍，根本就无法走路。她只好躺在床上。

李女士躺在床上整整三个月。这三个多月对她来说，真是度日如年。她想得很多，万一自己的病好不了怎么办？自己的腿不能行走，生活不能自理，这样的日子无法想象。丈夫无人照顾，还要来照顾自己，自己就成了别人的负担，这样活着就没什么意义。再说，自己很喜欢跳舞，今后还能去跳舞吗？她越想越悲观，觉得自己的未来没有光明，是一个黑暗的无底洞。

渐渐地，她睡眠不好，晚上做梦，梦到自己到黄山游玩，站在悬崖边，突然刮来一阵风，无论怎么用力都无法站稳。她抓住了一棵小树，可风太大了，还是从悬崖上跌了下去，在空中飘了一阵，落在了地上，周围一片漆黑，什么也看不见……醒来时，她心惊肉跳。李女士想，这个梦很奇怪，好像在暗示自己什么，也许自己今后的生活就如梦中所示，前途一片黑暗。

有人来看望邻床的病人。来人说，她的一个亲戚也是椎间盘突出症，治了很长时间没好，现在腰椎变形了，不能站立，只能弓着腰，走路时要歪着走，变成残废了。李女士听了很紧张，心情不好，觉得医生虽然再三说自己的病可以治好，但是，他们是出于善良的愿望，是否真的会好只有天知道。

又一天，李女士的舞友来看她，告诉她最近她们又去参加了几场比赛，大家表现很好，还拿到了第三名。大家还说，我们的核心人物住院了，否则我们还要好一些，李老师不仅跳得好，还会编排，等你出院赶快来指挥我们跳舞，有你在我们肯定能拿第一名。大家七嘴八舌讲得很高兴，都盼望她能早日归队。李女士听了，心情更加不好，她担心自己有可能永远都不能走路，更不可能跳舞。

再一天，丈夫来看她，带来了自己煮的鸡汤。李女士看了很难过，哭了起来。结婚几十年，丈夫对自己一直很好，关怀备至，可是如今自己却成为丈夫的累赘，真对不起他。丈夫安慰她，这个病没有什么危险，经过治疗就会好的，用不着胡思乱想。女儿说一放假就来看你，要你好好休息，好好治疗，家里的事我会操办好，你不用操心，应该高兴才对。

女儿放假就从外地赶回家，行李一放就急忙到医院里看她。李女士看到女儿，看到活泼可爱的小外孙女，脸上有了一丝笑容。女儿给她带来很多她平时喜欢吃的东西，她说不想吃了，住院后，她吃得越来越少。尽管有了笑容，她心里还是高兴不起来，反倒些伤感。

李女士在医院里一天一天度过，她感到每过一天都非常困难。晚上睡不好，白天无精打采，整天躺在床上，只有治疗间隙起来上卫生间。因为行走有困难，她很少活动，胃口也很差，体重减轻，人也明显消瘦。看到她身体情况越来越差，丈夫和女儿想让她回家治疗，生活上方便照顾。医生同意她回家继续治疗，医生说，大部分治疗已经结束了，回去休息一段时间就会好的。李女士回到家了，家里环境比医院好些，女儿天天和她聊天，她想吃什么女儿就去买，小外孙女唱歌给她听，她感到心情和睡眠都有了改善，但是没过几天又不好了，还是无法开心，脸上没有笑容，老是愁眉苦脸的。她的腰椎经过治疗已经逐步好转，可以下床慢慢走了。照理说，病情好转了应该高兴，可是她无论如何高兴不起来，生病时担心自己好不了成残废，现在还担心什么呢？她也说不清，总之心情不好。

又过了一些时候，李女士完全能下床走路了。经过三个多月的治疗，身体已经基本恢复了。医生建议她每天可以散散步，逐步增加活动量，但目前还不能跳舞，也不能运动过分。

周末，全家到公园里游玩，想让她散散心，大家坐在草地上高高兴兴地吃水果、点心，她不吃，低着头一言不发愁眉苦脸，任凭大家怎么讲笑话，她都高兴不起来。女儿是老师，学过心理学，她认为母亲自从得了腰椎病后，像是变了个人。母亲原本开朗、活跃，只要她在家，家里就会很热闹，她总是有说有笑。现在母亲整天愁眉苦脸，唉声叹气，有时还告诉她家里存折放在什么地方，还有点金饰品，将来就给外孙女。听了这话，女儿被她吓了一跳。这些表现都说明母亲可能有心理方面的疾病。女儿要带她到心理门诊看病。

来到心理门诊，李女士坐在那里一动不动，低着头，愁容满面。医生和她交流很困难，问几句才答一句，医生用了很长时间才做完精神检查。她告诉医生，心情不好，全身难过，说不出什么地方不舒服，就是难受。她感到度日如年，有时觉得自己活着没什么意义，常常产生生不如死的感觉。现在，她对什么都不感兴趣，过去喜欢跳舞，打木兰拳，现在连看都不想看。

医生诊断李女士患的是抑郁症。希望她能住院治疗，便于观察和正规的服药治疗。家属考虑到她刚出院没几天，再住院她肯定不愿意，还是坚持在门诊治疗，有关的防范都会注意。

经过药物治疗一个月，李女士的精神状态就逐步改变了，心情好了，人也精神起来。她又开始去跳舞、打拳。全家人都很高兴，女儿也放心了，回去上班了。

医生要她坚持治疗一段时间，可李女士认为自己已经完全好了，巩固一两个月就可以了。她开始减少药量，原来每天吃一片药改为每天吃半片，过了几个月，她感到没什么变化，就干脆停药了。停药后一段时间，情况很正常，她在心里暗喜，庆幸自己没听医生的话，否则要吃到什么时候？再说这些药对身体没好处，还是少吃为妙。

一年不到，李女士的病复发了。她精神萎靡，心情糟糕，还失眠，全身难受，成天低着头，不想说话，不想做事，又有了度日如年的感觉，有时还有消极的念头，甚至有生不如死的想法。这让家属非常紧张，只好再次把她送到医院。

经过又一次治疗，李女士很快就好转了。但是她仍不能坚持治疗，病好了没几天就停药，导致病情反复发作。在反复了多次后，她才意识到自己的病必须要坚持长期治疗。

她真想跳楼

小惠出身于干部家庭，从小在机关大院长大。她和小辉是邻居，也是同学，他们一起上幼儿园、小学、中学，他们像兄妹一样相处得很好，进入青春期以后，他们开始了初恋，高中时，他们的关系由同学关系正式成了恋人关系。

时间过得很快，高中毕业时，他们考取了不同的大学。小惠考到北京，小辉考到上海。他们之间一直保持着书信来往，每周小惠都会收到来自上海的信。小辉写得一手好字，笔锋刚健有力，小惠只要看到信封上那熟悉的笔迹就非常激动。她总是找一个僻静的地方慢慢地读信，小辉在信里倾诉了对小惠的思念、对小惠的爱，字里行间渗透着他对小惠的温情。小惠每次都要把信看好几遍才恋恋不舍地把它放在枕头下。

晚上，枕在枕头上，小惠感到特别的温馨，他们过去的生活一幕幕又重新在眼前。记得在幼儿园的时候，她要解小便，小辉总是马上跑过去给她拿来小痰盂，当时他们根本就不懂事。回家后，小惠对妈妈说起这事，两个妈妈都哈哈大笑起来，可他们都不知道大人们笑什么。读中学时，他们一起上学一起回家，同学们都议论纷纷，说他们谈恋爱，他们也不在乎。他们已经习惯了，不管做什么事，谁也不会离开谁。记得高中的暑假，小惠很想学游泳，小辉跟男孩子在一起玩时早已会游泳了，小辉答应教她。他们一起到游泳池里，小辉用手托住她的下巴让她慢慢游，小辉一步步往后退，她一步步前进。因为她胆子小，老是学不会，小辉生气了，说你怎么那么笨？学了那么多天还不会。小惠气得哭了起来。一看小惠哭了，小辉急了，马上说，我没有什么意思，就是想让你快点学会，是我不好。你打我两下，别哭了。小惠只管哭，小辉拉起她的手在自己的背上打了几下，看到小辉那个着急的样子，小惠忍不住破涕为笑了。这次以后，小惠很努力，心想再不给你看笑话了。她不要小辉扶，开始自己游泳，还没游几步就往下沉，她很紧张，喝了几口水，正在挣扎，一双手把她拉了起来。其实小辉一直在一旁看着她，发现她不行，就立刻把她拉起来。小惠像抓到了一根救命稻草，情不自禁地扑在小辉怀里。小辉安慰她，刚开始学游泳的人都是这样，喝几口水没有什么关系，很快就学会了。这个假期，他们就天天去游泳。在小辉的帮助下，小惠终于学会了游泳。小惠躺在床上，那些美好的往事是那么让人回味无穷。

在小惠的记忆里，这么多年来，小辉就像是大哥哥一样呵护着她。他们在一起玩，小辉总是让着她，有时自己任性撒娇，小辉也从不发脾气。小惠越想越激动，她想今生今世她再也不可能爱上别人了，她一定要嫁给小辉。

寒假到了，他们相约一起回家。整个寒假，他们都天天在一起，一起看书看电影。临近毕业那个寒假，小辉说今年寒假他要给小惠一个惊喜，是什么惊喜他就是不说。这让小惠一直焦急地等待着，盼着寒假快快到来。小惠每天都看看日历，终于等来了放假这天，她收拾好东西就马上乘火车回家，小辉已先到家了。小辉拿出两张到哈尔滨的火车票，小惠万分高兴，她早就想到哈尔滨看冰雕，没想到小辉已经安排好了！小惠开玩笑说，知我者小辉也。他们带好羽绒服到了哈尔滨，在那个梦幻般的冰雪世界里，在洁白无瑕的冰雕前，他们相互许下了爱的誓言。后来，小惠才知道为了这次的旅游，小辉一个学期都没有休息，每个周末都去给高中生补课，终于积下了几千元用来旅游。

时间过得很快，转眼他们就毕业了。小惠因为学习成绩优秀，留校当了老师，小辉则在上海一家大公司里工作。小惠想了很久，觉得他们这样分居两地不合适，何况他们谁也不愿意离开谁，最后小惠决定放弃学校里的职位，到上海来找工作。她应聘了好几家最后选择了一个国营企业，她考虑国营企业工资低但是比较稳定，没有在外企那样激烈的竞争与压力，将来结婚后她可以多承担一些家务，让小辉没有后顾之忧能在事业上多努力多出成绩。

毕业后他们就结婚了，小惠从北京来到上海。他们都来自外地，在上海没有住房，为了省钱，他们在郊区租了一间农民的房子。房间里没有卫生设备，没有煤气，每天下班后，要乘车一个多小时才到家，到家就忙着生煤球炉，这可让小惠受不了，她从未生过这种炉子，先要劈柴把大块的柴弄小，把柴点燃再加进煤球，烟熏火燎，呛得她不停咳嗽，身上都是灰。小辉一到家就赶快帮忙，他们每天要到八点钟才能吃饭。尽管生活艰苦，每天他们吃着自己做的饭菜还是感到很高兴。那时小惠不会做饭做菜，有时做出的是夹生饭，有时菜不是咸就是淡，小辉从不生气，不管吃什么他都很开心。

几年后，他们的生活有了改变。小辉工作很努力很出色，他的职务一升再升，工资也一涨再涨，很快就成为了单位里的人事骨干。小惠的工作仍然是老样子，每天按时上下班，回家忙于家务。他们的经济条件有了好转，购买了一套三室一厅的房子。这时，他们的儿子也出生了，小惠就更加忙了。小辉提出让她休息一段时间，和单位商量后，小惠请了长假，可以安心在家里带孩子。小惠在家里休息了好几年，每天料理家务，照顾儿子，做好晚饭等小辉下班。小惠已经适应了这样休闲的生活，对上班感到厌倦。看到小惠不喜欢上班，小辉就说，我的工资已经足够我们生活，你就干脆辞职吧，小惠也就把工作辞掉了，成了专职太太。

儿子上学后，小惠觉得没事可做，有时感到有些无聊。有一天，她打开小辉的电脑，发现他每天晚上都在和一个人聊天。小辉是学英语的，所有聊天内容全部是英语，小惠是学俄语的，她还看不了。小辉的同学朋友她全都认识，从来没有天天聊天的人，这是怎么回事？小惠感到有点奇怪。她决定仔细观察一下。

果然，小辉吃好饭就去开电脑，专心致志在那里和谁聊天。小惠说，你在干什么？小辉说，公司里有点事情没做完，拿回来做。小惠知道他没说真话。小惠仔细想了想，他们已经很久没一起散步了，自己的心思全放在儿子身上，儿子逐渐长大，他们之间的距离也在逐渐加大。小惠隐隐感到小辉变了，缺少了往日的激情和热情，她开始怀疑小辉是否在外面有了人。小辉这时在公司里已经成为骨干，担任了公司的重要职位，没准儿有的人会送货上门。

小惠决定暗中观察小辉。没有几天，小辉出差了，回来时仍像过去一样带回她喜欢的礼物，给儿子带回很多玩具。小惠想，这究竟是表象还是真相？表面看他没有变，心里怎么想的只有他自己才知道。小惠生日那天，小辉很早就回了。自从他升职后，每天都是很晚才回家，而且很少在家里吃饭。这天他买了生日蛋糕，还给小惠买了一枚很漂亮的钻戒。小辉说，过去没钱买，我一直感到很内疚，现在送给你作为永久的纪念吧。小惠有点晕，她不知道眼前这个自己深爱着的人，现在说的是真话还是假话。她的内心很矛盾，她在否定和肯定之间徘徊。

一天，小辉的手机账单来了。过去他的手机账单一直是在单位里，这次不知道什么原因送到家里了。小惠一想，应该到电信局里把明细单拉出来看看，也许能发现问题。她带上身份证到电信局要求查一下明细账，账单出来了，仔细一看，不出所料，他几乎每天都在和一个号码通话，有时一天还通话好几次，小惠记住了这个号码。小惠观察到小辉在家也常常和这个人通话，但是小辉是用英语，那个人也用英语。小辉知道小惠不懂英语，他在她面前就无所谓。

那年元旦，公司里有活动，已经很晚了，小辉还没回家。小惠在家里焦急地等着他，那天夜里小惠都没睡。直到天快亮时，小辉才回家，身上散发着很浓的酒气。小惠很生气，说你一夜不回家住在什么地方了？是不是住在第三者那里？小辉说，什么第三者？我喝醉了睡着了。小惠一定要他说清楚他是睡在什么地方，过去一直涌动的暗流现在突然喷发了。小辉不想回答她。小惠认为他那天晚上就是和那女人在一起，小辉喝醉酒不能控制自己，肯定与这个女人发生了关系。小惠一边哭吵，一边揪住小辉的衣服，小辉解释那天酒醉后已经一点多钟，担心回家太晚影响他们母子休息，所以就没回家，在办公室里睡着了。那女同事看他醉了，就陪着他，天亮了他才打车回家，他们之间是非常好的同事关系，共同语言比较多，没有不正当的关系。小辉说完后，再也不说话，任凭小惠怎么闹他都不吭声。这次事件对小惠打击很大，她开始心情不好，晚上失眠，想到过去他们之间的感情，想到自己的付出，她很伤心，常常以泪洗面，但是为了儿子，她还得生活下去，她爱小辉爱儿子，她很想把离轨的小辉拉回来。

　　小辉在家里常常用英语打电话，每次时间都很长。小惠坚信他一定是和通话人在谈情说爱，为了弄清楚，她决定把这个人找出来。她到小辉的公司里找到了公司领导，希望他们能帮助她查一下这个号码，公司领导认为他们这样做不太合适，让她自己解决。小惠到办公室附近，碰到一个女职员，她把手机号码给女职员看，并说自己是某某的妻子，有点急事想找到这个人。女职员对小辉和这个号码的人好像很熟悉，她似乎明白了什么，就告诉小惠，这个人的姓名及工作科室，并简单介绍了这个人的情况。这是一个女职员，人长得不算漂亮，但身材好，高挑个子，善于打扮，性格比较活跃，喜欢和男同事交往，三十几岁离婚，没有孩子。小惠终于明白，小辉和这个女人关系非常密切，否则天天通话网上聊天有什么可讲的？小惠很痛苦，她想不到小辉真的变心了，过去的山盟海誓是那么无用。为了他，自己放弃了北京的工作；为了他和儿子，自己又放弃了在上海的工作，现在自己已经一无所有。为了儿子，为了这个家，她决定找这个女人好好谈一次。

小惠打电话给这个女人，约她见面，女人应约而来，小惠把她和小辉的恋爱经过，他们之间的感情都告诉了她。小惠说，我们已经有了孩子，希望能给孩子一个圆满的家。你们现在到什么程度我不想知道，我只想挽回这个家。希望你能理解离开他。这个女人听完后说我不知道，以为你们感情不好，现在知道了，我会离开他，你放心吧。

小辉已经很少打电话了，网上聊天也少了，小辉显得有些苦闷，常常对着电脑发呆。小惠不敢相信他会爱上这个女人，小惠觉得自己并不比她差，她不明白，小辉为什么要与她纠缠不清。

好景不长，两个月一过，小辉的电话又开始了。小辉经常在书房里一打就是几个小时，他们用英语谈得很开心。小惠又气又恨，一气之下，她冲到了公司里，找到那个女人，在办公室里当着很多人的面羞辱她，骂她贱女人，勾引男人，说话不算数，并当众打了她一个耳光。小惠在办公室里大闹了一场，又哭又骂，很多其他科室的人都跑来看热闹，大家议论纷纷，原来是人事总监搞婚外恋，他妻子来闹了。有人说，表面上冠冕堂皇，背后鬼才知道他在干什么。围观的人越来越多，公司领导出面才把小惠劝回家。领导表示，这事他们一定会认真处理。

公司领导经过调查，找小辉认真谈话，说作为公司的高管，必须处处以身作则，要重视自己的身份和影响，更不能让自己的行为给公司抹黑，希望他把这件事处理好，如果再发生这样的事，只能让他辞职。这天晚上，小辉回来后，沉默了好久后，对她说，我们离婚吧。房子存款都给你，这些钱足够你和儿子生活，我什么都不要。小惠哭了，她不想要房子，不想要钱，她想要一个完整的家。小辉什么话都没说，收拾好自己的衣服，提着箱子离开了家。小辉说，他想过一个人的生活。

小惠的精神彻底崩溃了。小辉已经离家出走，家里只有她和儿子，她每天哭泣，心情非常差，渐渐地，她感到全身无力，什么事都不想做，吃不下睡不着，每天对着他们的照片发呆。儿子放学回家要吃饭，看到儿子她才想起来自己连菜都没买，根本就没做饭，她只好带着儿子到附近的饭店里吃饭。好多天了，她都没心情做饭，很多衣服也没洗。她觉得自己付出了一切，却没有好的结果，这样活着一点意思也没有。她开始想到了死，也许死是最好的解脱。她现在觉得浑身难受，活着难过，死了就什么都不知道了。日子太难熬，每天都要看看日历，可是一天一天过得那么慢，她再也不想坚持下去了。她想了再想，死还是最好的选择，她想到了跳楼，她的房子是十八楼。

晚上她睡不着，来到阳台上，朝下看去花园里没有什么人，静悄悄的。她想跳下去，可是一回头就看到儿子在床上，他睡得很熟。她突然感到一阵心痛，儿子才十几岁，需要照顾和关心，实在不忍心把儿子丢下。她在阳台上站了很久，她在犹豫，在挣扎。一个声音说，活着没意思，只有死才能解脱；一个声音说，不能丢下孩子，孩子没爹没妈太可怜。看着熟睡中的儿子，她下不了决心。可是她每天晚上都会不由自主地往阳台上走。

她已经没有心思再去考虑任何问题。小辉回不回家她并不在意，离婚也无所谓。她感到万念俱灰，甚至觉得人活着跟死了也差不多。她感到脑子动不了，反应特别慢，思考问题很困难，记性也很差，好多事情都想不起来了。过去她能够很清楚地记得她和小辉在一起的点点滴滴，现在她想不起来了，即使想起来也只是只言片语。自己那么聪明的优等生，现在什么都记不住，她非常悲观，又有了生不如死的感受。在内心深处，生与死的问题，让她越来越矛盾。

很长时间没给爸妈打电话了，究竟有多久自己也记不住了。她想给他们打个电话，拿起话筒就突然大声哭起来。什么话也没说，她又把话筒放下了。爸妈听到哭声感到情况不对，可能出事了，他们急忙赶到上海。到家一看，他们发现家里很乱，到处是脏衣服，冰箱里什么吃的都没有，厨房里只有几包方便面，看样子已经一两个月没打扫卫生了。他们知道小惠原先很爱干净，家里总是收拾得很整洁，小惠在家时从不做饭菜，结婚后她还利用业余时间去学习了三级厨师，能做一手好菜，家里有客人她会露一手。现在，小惠家里的情况让他们感到不寒而栗，他们意识到小惠家里出了问题。在他们的再三追问下，小惠才把情况告诉了他们，小辉已经离开家住到了公司的客房里，小辉提出了离婚。她自己身体不好，睡眠差，全身无力，不想说话做事，她和儿子天天在小饭店里吃饭，心情不好，总想哭。她告诉爸妈，今后请他们帮助照顾儿子，自己觉得活着没有意思，有生不如死的感觉，脑子里天天在想，怎么才能尽快结束生命。爸妈一听，非常紧张，小惠似乎是在安排后事。他们觉得小惠精神方面有问题，应该到精神科医院看病。

小惠到医院后，她低着头不肯说话，愁眉苦脸的。在医生耐心的疏导下，她终于开口了，她哭着简述了自己的家庭情况，自己在婚姻里所受到的伤害。她的希望像肥皂泡一样一个个破灭了，她感到失望，甚至绝望。小辉离家后，她渐渐感到人不舒服，心情越来越糟，对什么事都没兴趣，后来她根本就不去想有关小辉的事。她说，他想回家就回家，不想回来就住在外面，他要离婚也可以，自己都不想活了，还考虑那么多干什么？

经过仔细检查，医生告诉她，她患的是抑郁症，必须进行正规治疗，最好是住院治疗，便于看管和调整药物量。家属要求在门诊治疗，医生叮嘱，必须二十四小时有人看护，目前病人有自杀风险，千万不可掉以轻心，否则后果不堪设想。

小惠经过抗抑郁药物治疗，病情很快有了好转。心情好了，消极自杀的念头消失了，全身难过的感觉没有了，脑子也开始变得灵活了。这时医生告诉她，必须好好处理她和丈夫的关系，如果处理不好，她不能理智地对待现实的一切，病情很容易复发。

医生建议她认真审视他们夫妻关系的症结，从而找出解决办法。医生说，过去的就过去了，要着眼于现在，如果你们感情还在，就应该维护它，双方都要找出自己的不足之处，要不断赋予爱情以营养，让爱情之树长青。小惠听懂了，明白了。医生说，你们要好好交流，换位思考一下，每个人都把自己当成对方来考虑问题，才能找到问题的症结所在，在交流中让对方了解自己，不要造成误会。

小惠想了好多天，她想明白了，感情是不能勉强的，如果小辉真的是爱上了那个女同事，她愿意成全他们。如果自己多疑，在很多问题上没有处理好，这可能误解了小辉。她觉得自己有很多做得过分的地方，让小辉很难堪，这也许是小辉离家出走的原因。小惠想，小辉是一个要面子的人，况且他在公司是举足轻重的角色，自己跑到公司大闹大吵对他会造成很坏的影响，自己怎么没有为他想过？只想自己出气。本来是想挽回失去的感情，结果越来越僵，她开始觉得自己很多地方对不起小辉。

她终于鼓起勇气约小辉见面，她说要和小辉谈谈，不管什么结果她都接受。小辉很奇怪，他觉得小惠变了，她没在电话里唠叨，只要求见面谈谈。

他们在一个茶室里见面了。小惠沉默了一会儿，说，过去我对你有些误会，特别是我到公司里吵闹，让你很难堪，太过分了，我当时一点也没替你着想，很对不起你。小惠说，前些天我有些抑郁，经过治疗现在已完全好了。小辉听说她病了，马上显得很着急，说，你为什么不告诉我？我们还没离婚，我有责任要照顾你。小惠很是感动，没想到小辉还像过去那样关心她。小惠说，你已经离开家了，工作很忙，我想不去打扰你。小惠说，不管我们将来怎么样，我对自己曾经做的错事向你道歉，离了婚，我们还是朋友，我们还要共同照顾儿子。

小辉说，那天你到公司里一闹，从上到下都对我都有看法，老板对我很生气，还说解决不好就要我离职。我很生气，你有什么事应该在家里说，哪怕骂我打我都可以，怎么能到公司里呢？

我一气之下就提出了离婚，实际上我根本就没想到要离婚。其实我也有对不起你的地方，有的事没有向你说清楚，引起你误会。我和那个女同事关系一直比较好，我们一起进公司，原来是一个科室的，后来我上调到总部就不在一起了。我们常常打打电话，上网聊聊天，我们之间没有什么特殊关系。也许我和她打电话和上网聊天的时间比较多，我们都是学英语的，共同语言比较多，我们在一起时就喜欢说英语，我们之间的交往没有超出朋友关系，她和丈夫离婚了，有什么话也常常和我聊聊。这方面我有不对的地方，忽略了你的感受。小惠终于明白了，小辉仍然爱着自己和儿子。她流下了眼泪。本以为这是最后一次谈心，双方作一个了结，以后大家就各奔东西了，她也无怨无悔，没想到是一个圆满的结果。小惠没问小辉什么时候搬回家住，她想给彼此留下一点自由空间，让他想好了再回家。小辉说，离开家一个多月，感到很孤独很寂寞，想儿子想家，这个周末就要搬回家住，小惠听了很高兴，说周末我们去接你吧。

医生告诉小惠，有些问题要好好想想，能否宽容和理解丈夫，这一点很重要。否则一旦出现问题又无法接受。小惠说，已经想过了，只要小辉对自己对儿子还有感情，她就不会去计较，过去的事都不会再提，她相信小辉是真心想回家的。

小辉回家了，小惠也在逐步改变着自己。自从离职后，她每天做家务，照顾儿子，照顾丈夫，很少关心自己，从不修饰打扮，形象每况愈下，对着镜子一看才发现自己老了。没有年轻时的风采，就会失去对丈夫的吸引力。她决定好好打扮一番，到专门的形象设计室去让设计师给设计。她又购买了几套衣服，整个人给人焕然一新的感觉。小辉一看，眼前一亮。她又回到了过去的她。小惠开始学习英语学习电脑，她进步很快。她原来学的就是会计，她经过准备，考上了注册会计师，并应聘了一家公司。她开始工作，她觉得只有在工作中才能体现自己的价值，有了稳定的经济收入才能有稳定的生活。

第三章　焦虑症

焦虑症是神经症的一种。神经症是一种有一定人格基础，发病常受心理、社会因素影响的精神障碍，主要表现为焦虑、抑郁、恐惧、强迫、疑病等躯体症状或情绪症状。症状没有可证实的器质性病变，并与病人的现实处境不相称，但病人对存在的症状感到痛苦和无能为力，自知力（病人对自己疾病和自身状态的认识能力）完整或基本完整，病程多迁延。

焦虑症是以焦虑为主要临床表现的顽症，生活中较为常见。焦虑症主要有多种表现形式：广泛性焦虑、急性焦虑发作和恐怖症（包括社交恐怖、场所恐怖、特定恐怖等）。

广泛性焦虑没有明显诱因，患者经常出现紧张、担心、害怕等情绪，长伴有头晕、胸闷、心慌、口干、尿频、出汗、震颤等躯体症状；急性焦虑发作指的是，在正常生活环境中，患者突然极端恐惧紧张，失控，有濒死的感觉，伴有明显的植物神经系统症状，如胸闷、心慌、出汗、全身发抖等，发作突然，持续几分钟到几小时；恐怖症和急性焦虑发作一样，都是惊恐发作，不同点在于，焦虑发作是由某些特定的场所或情境引起的。

焦虑症是生活中最常见的情绪障碍，根据调查，我国焦虑症的患病率在 5%—7%，约有五千万以上的患者。认识、治愈焦虑症，是我们整个社会都亟待面对的重要课题。

想得太多的丁老师

丁老师退休一年多了。退休前一直很忙，又忙工作又忙照顾子女，随着子女长大成人相继工作，丁老师轻松了许多，到了退休年龄，她就回到家里。她把自己的生活安排得井井有条，过去没时间做的事，现在可以去做了，她报名参加了老年大学，学习计算机，还买了钢琴，学习弹钢琴。总之，她退休后没有失落感，生活丰富多彩。

丁老师喜欢旅游，常常邀请同事一起外出游玩。他们曾一起去黄山，爬黄山是很累的，尽管有索道，还是很辛苦。路上，有人走不动了，不愿意继续前行，这时就有很多当地的轿夫抬他们上去。轿子是竹子做的，人坐上去晃晃悠悠的。丁老师看轿夫很吃力，汗水不停往下流，边走边用衣袖擦汗水，丁老师不免为他们担忧。有的路很窄很陡，往下望是悬崖峭壁，白云缭绕，一旦失足就会掉进万丈深渊……再看看轿子上的人，自己走还可以控制，坐在轿子上，只能由别人来安排。她一直在替他们担心。她走在他们后面，她看到在一些很陡的地方已经没办法抬，这时轿夫就把轿子扛在肩上，一个轿夫拉着坐轿子的人，一步一步往上走。丁老师想，真是很危险，一不小心就会跌倒，说不定还会骨折，她很专注地看着他们，直到看到他们顺利到达山顶。到了山顶，丁老师一颗悬着的心才放下。

这时，丁老师才发现黄山的风景真是太美了，她游览过许多名山，感觉都无法和黄山相比。远远看去，一座座山峰漂浮在白云之间，山峰挺拔而俊秀，自己也在白云缭绕之中。丁老师的心情终于轻松了。人们常说，黄山归来不看岳。真是不来不知道，来了才能体会到这句话是千真万确的。丁老师陶醉在黄山的美景中，把一路上的辛苦劳累及种种顾虑都忘了。

那晚，他们就住在山顶的宾馆。丁老师很兴奋，迟迟不能入睡，老是想着白天的事。那些抬轿子的农民他们怎么样了？他们的肩膀肯定又红又痛，他们回家后有饭吃吗？直到很晚，她才迷迷糊糊睡着了。她做了很多梦，梦到了那些轿夫，他们正艰难地一步一步往山上攀登。轿子上坐了一个胖子，把轿子压得向下坠，突然，轿夫脚下一滑，他们连人带轿子一起掉了下去……丁老师被惊醒了。

黄山旅游结束了，丁老师感觉收获很大。很多小青年都爬不上黄山，自己还能坚持爬上去，应该说自己身体还行。她认为这是长期锻炼的好处，今后还要继续锻炼身体。可是她一直放不下那些抬轿子的农民，脑海里常常出现他们抬着轿子登山的画面，甚至会想，他们累了会休息吗？他们万一跌伤了怎么办？那里有医院吗？这些问题反复出现。有时她觉得自己想得太多了，也感到好笑。这些事跟自己就没什么关系，自己根本帮不上忙，但是仍旧莫名其妙会去想。

有一天，丁老师上超市买东西，回来的路上看到一个盲人在路边讨钱。她看他是个盲人，就给了他十块钱，丁老师看到他装钱的小碗里只有几个硬币，就把钱放在小碗里。她关照盲人说，我把钱放在小碗里了，你把它放好。盲人点点头，她就走开了。

走了几步路，她回头看看，发现盲人并没把那十元钱收起来。她想再过去提醒他一下，想想又算了。她回家后就忘不了这件事，盲人看不见，万一钱让别人拿走了，他今天吃饭的钱就没有了。她又多次想这件事，她把这事讲给丈夫听，丈夫觉得好笑，说，你把钱给了他就可以了，他能否管好用好，你是无能为力的，你再多想也没有用。她说，就是因为他是盲人我才担心，否则我不会想那么多。好多天过去了，她还是在想盲人的钱还在吗，是否会被别的人给偷走了？想多了自己情绪不好，还会焦虑紧张，有时也感到这是多管闲事，这事跟自己无关，可是还是会常常想。

又一天，她在看电视，电视上正在直播美国9·11事件，大火熊熊燃烧，很多在大厦里工作的人正匆忙从大厦里逃出来，很多来不及逃走的人都葬身火海。在以后的新闻中，她看到一些孩子在哭，有的孩子在这场灾难中失去了父亲或母亲，有的老人失去了儿子或女儿。丁老师心里很难过，这些恐怖分子制造了这样的灾难，把老百姓害苦了。这时，电视画面里有一个孕妇，怀孕已经七八个月了，她默默地在流眼泪，丁老师看着也流眼泪，她想这个孕妇很可怜，孩子还未出生，她就失去了丈夫，孩子就失去了父亲。她看不下去了，哭着走开了。

丁老师好几天心情不好，家里人谈到这件事，她就控制不住要哭。好几天她睡不好，眼前总出现大楼在烈火中燃烧的画面，还有那些从大楼里惊慌失措逃出来的人，还有那个不知所措的可怜的孕妇。她最同情这孕妇，她想她很快就要生孩子了，可丈夫没了，谁来照顾她关心她？没有父亲关爱的孩子，能顺利长大吗？没有父亲的家庭，经济状况不会太好，他们生活会有困难吗？她还担心那些失去子女的老人，他们能否经得起这个打击，他们的身体还好吗？丁老师天天想这事，以致晚上无法入睡。丈夫对她说，这事你再想也没用，这不是你能解决的，应该相信美国政府会解决好的。其实她也知道自己是在多想，也知道自己是无法帮忙的，但是就是会去想，有时想到自己做什么事都没心思。

几个朋友来家里玩，丁老师和他们讲起了自己最近就是会去想一些和自己不相关的事，有时想到深更半夜睡不着。前些天曾去医院看过，医生给配了一些安眠药，吃了以后睡眠有好转，焦虑紧张的情绪也减轻了一些，但是还是会多想，焦虑紧张的情绪还很重。几个朋友一致认为，她可能是有心理方面的疾病，建议她去心理门诊看看。

丈夫觉得朋友的建议有道理，已经到普通门诊看了几次，就是吃安眠药，安眠药吃了睡眠能改善，但是常常感到头昏脑涨，像没睡醒似的，很难过。再说也不能一直吃安眠药，还应该到心理门诊看看明确诊断正规治疗。

一说要去心理门诊看病，丁老师还是有点抵触，认为自己不过是想得多了一些，没什么精神方面的异常，担心别人把自己当成精神病患者。但家人对自己不放心，自身的状态也影响家人的心情，最后还是决定去心理门诊看看。

丁老师把自己的情况告诉医生，医生给她做了详细的精神检查，并做了一些焦虑量表的检测。最后，医生诊断她是焦虑症，给予抗焦虑药物合并心理治疗。

经过两个多月的治疗，她渐渐想得少了，焦虑紧张的情绪也有改善。在她出现紧张焦虑时，医生指导她做放松训练，让焦虑紧张的情绪得到缓解。在她治疗过程中，医生一直给予支持和鼓励，丁老师的病情逐步好转。

丁老师病情好转后，感到有些不可思议。她说自己现在很少想那些和自己不相干的事了，即使有时会想起，也觉得没必要去多想，自己应该做力所能及的事，想一些无能为力的事是没有意义的。

经过治疗，病情好转，她又重新回到了原来的生活，每天锻炼身体，弹钢琴，有时和同事去游玩，生活丰富多彩。

那年秋天，她和同事相约去峨眉山旅游，开始丈夫有些担心，怕她出门在外又碰到什么事想不通，导致病情复发。但丁老师坚持要去，她认为自己的病既然好了，就应该经得起考验。他们在峨眉山旅游结束了，丁老师一直很好，吃得好，玩得好，睡得好，心情也非常好，碰到了一些小事，她也没有多想。

在下山的路上，一个七八岁的小孩腿有残疾，坐在路边向人讨钱，他身边的小碗里有几个硬币。丁老师弯下身看看他，给了他十元钱，又把口袋里的几个硬币给了他。离开后，她心里泛起了涟漪，盲人的样子又仿佛出现在眼前，她想这孩子腿有毛病怎么不治疗呢？也许家里有困难吧。这么小的年纪就有残疾，将来怎么办？那晚，丁老师没睡好，她眼前反复出现孩子的样子。她在想，他家里是什么情况，他有父母亲吗？他们为什么不关心他，不给他治疗？他今后怎么生活？丈夫提醒她，医生告诉你做自己力所能及的事，你同情他，给了他钱就可以了，其他的事相信会有人解决，你想得再多也无用，因为你没有办法去解决。她想想是有道理，想得再多也没有什么意义，渐渐地也就睡着了。

生活中有许多琐事，丁老师有时还会想一想，但是她能说服自己，只是一想而过，没像过去那样纠缠不休，也没有再出现紧张焦虑的情况。

他过分担心自己的健康

老戴今年五十多岁了，他在某公司里给客户送货，工作比较辛苦，但他已经适应了。老戴家里有一个贤惠的妻子，每天回家就可以吃到可口的饭菜，妻子把家里收拾得干净整洁，从来不用他操心。女儿在读大学，学习成绩很好。他们家虽不富裕，但也其乐融融。老戴感到很满足。可是就在他五十五岁时，他的生活发生了变化。

那天他在送货时，不小心让货物砸在了脚上，脚流血了，疼痛难忍。同事马上把他送到医院，经过检查，脚趾骨折。医生给他进行了固定并作了包扎，医生关照要好好休息一段时间，等骨折完全好了再去上班。

过去天天上班，现在天天休息，头几天感到很轻松，可是过了半个多月，老戴就感到很无聊。看到妻子每天去上班，自己的脚不能动，什么事也不能做，他心里渐渐感到烦躁。每天站在窗边朝外面看，看到马路上的汽车川流不息，他突然想到自己以后上班走在路上会有危险，那些汽车有可能撞到自己，轻则骨折，重则没命，他想以后自己上班怎么走路呢？这可要认真考虑。

整天躺在床上，想得特别多。老戴认为这次骨折没有查清楚，他回忆起那天货物落下来的瞬间，他曾下意识地挡了一下，但是货物太重，没能挡住。货物从他的肩膀上滑下去，碰到了自己胸部、腹部，最后才落到了脚上。这些当时怎么就没对医生说呢？想到这里，他再也躺不住了。他起来在房间里来回走动，顿时焦虑紧张。他想，等妻子回来，马上到医院检查。左等右等不见妻子回来，他想还是打个电话吧，让她马上回家。自己的病情很严重，必须马上去医院治疗。他拿起了电话，用发抖的声音对妻子说，我在医院没对医生说明具体情况，现在看来我的病情很严重，你赶快回家，我们马上到医院去。

妻子听到他紧张得发抖的声音，吓了一跳。妻子想早上出门时他还好好的，怎么才过了几个小时就变成这样了？

老戴又告诉妻子，自己胸部腹部都有内伤，现在很难过，疼痛难忍，还说有内出血，肝脏也被撞坏了。妻子一听也很紧张，马上请了假，叫了出租车赶回了家。回家看到他还好好的，在屋里走来走去，妻子感到有些纳闷，问他，你怎么知道自己有内出血？怎么知道肝脏被撞坏了？老戴说，自己有感觉，胸部腹部都难过，肯定是当初没检查出来。现在病情严重了，必须马上去医院。看他说话时紧张焦虑的样子，妻子也有点不放心，就马上把他送到了医院。

到了医院，医生看他很紧张，很快就给他作了心电图、脑电图、B超全套检查，结果出来了，没发现他有任何病症。这时他松了一口气，一下子轻松了许多。医生配了一点药，让他回家休息。回家后，他好像情绪好多了，坐在床上看电视，还唱唱歌，妻子也放心了，只要没有什么问题就好。

没过几天，他又感到不舒服，感到头重脚轻。他对妻子说，这几天晚上睡不好，老做梦，梦见自己脑子里长了一个瘤，瘤原来很小，没有什么感觉，现在它逐渐长大了，所以常常感到头痛头昏。醒来后，才发现这个梦是真的，因为人不舒服才会做这样的梦。接连几天，他都说头痛，前几天他还下楼去散散步，这几天也不愿意下床，每天就蜷缩在床上。妻子看他痛苦，也不放心，就又把他送到医院。很巧，又碰到了上次看病的医生，医生说上次不是都检查了？怎么又来啦？老戴说又有新问题了，头痛得很厉害，大概脑里长瘤了。我也不愿意来医院，可实在是没有办法。医生说，你怎么知道自己脑子里长了瘤？老戴说了原因。医生觉得不可思议，给他做了神经系统检查，没发现异常。老戴坚持要做核磁共振，医生认为从检查的结果分析，他没有脑内肿瘤之类的可能。他问医生，你是说可能，你能保证我没有这肿瘤吗？医生说不可能绝对的保证，那你要做就做吧，年纪大了检查一次也没什么坏处。老戴就做了核磁共振检查，三天后结果出来了，没有什么肿瘤，当然老戴也就放心了。

　　这几天老戴心情还不错，每天下楼走走，在公园里和邻居聊聊天。一天他到了公园，看到几个老邻居聚在一起在谈论什么事，他也凑热闹过去听听，原来是一个老邻居最近几天没来了，他得了肺癌，已经住进医院准备做手术，几个人都叹息，他才五十多岁。有人还说，前些天他一直咳嗽得很厉害，去医院看了好几次都没发现，这几天病情严重了又去看，医生给他拍了胸片才发现是肿瘤。老戴再也听不下去了，他感到全身无力，跌跌撞撞地走回了家。一进门他就大声叫着，快点，快点，我不行了！妻子听到，马上放下手中的拖把跑过来，看到他好好的，就说，你什么事大惊小叫的？把我吓死了。老戴说了刚才听到的，说看来自己的情况比那人还要严重，检查了那么多次，怎么就忽略了这么重要的问题？他非常紧张，头上直冒汗，说必须马上去医院检查，尽快做手术。说完自己就收拾衣物，要妻子赶快陪着去医院。

他们很快来到医院。他大口喘气，头上都是汗，医生一看又是他，没说什么话，给他挂上了一瓶葡萄糖盐水。他要求医生尽快给他拍片，医生告诉他先休息一下，等情绪稳定以后再做检查。一瓶盐水吊完，他情绪有所好转，医生给他拍了片，一个小时后结果出来，有一点肺纹理增多，医生说这是慢性支气管炎，要他减少抽烟、喝酒，注意保暖，防止感冒，加强锻炼，慢慢会好的。老戴知道检查结果后，马上轻松了，焦虑紧张的情绪也消失了，离开前他问医生，这个检查结果可靠吗？医生告诉他，应该没有什么问题，片子很清楚，没有什么阴影。他这才放心的回家了。

他听医生的忠告，减少吸烟喝酒，咳嗽好多了，这几天他心情不错，又开始去公园散步，还去学习太极拳。他打完拳坐下休息，一位老邻居来了。老邻居说自己也咳嗽了很长时间，拍了片子没什么问题，医生说是老慢支，治疗了一段时间还是不好，女儿是医生，让他去做了一个肺CT，没问题这才放心了。老邻居还说，要彻底放心就要做一个肺CT检查。老戴一听，对啊，我们不懂，医生就糊弄我们，只给拍了一个胸片，看来我的病还是没搞清楚，想着想着就感到头昏，全身无力，顿时气喘咳嗽。看到他这样，邻居赶快把他送回家。

他对妻子说，我的病没有搞清楚，咳嗽那么厉害，怎么只拍片子？得赶快去作肺CT检查，否则就给耽误了。妻子看他气喘吁吁的样子，也不明白，出去时还好好的，怎么一个小时就变成这样了？只得又把他送到医院。医生一看，说老朋友又来了，这回是什么问题呢？妻子说，他觉得自己的病没检查出来，咳嗽了这么长时间才拍个片子，有的病片子看不出来，要再好些的检查，他要求做个肺CT才放心。医生再怎么解释，他也听不进，一定要检查，妻子只好跟医生说，还是做吧，否则他就不会太平。检查结果出来，还是没有肿瘤，这下他才平静下来。医生要他妻子留下几分钟，医生告诉他妻子，经过几次接触，觉得他可能有心理方面的疾病，建议他们到精神科就诊。这时，妻子也意识到老戴有些不太正常，是需要到精神科看看。但是，老戴是肯定不会同意的，得想办法让他去精神科看病，否则自己天天跟着他在一个死胡同里转来转去，永远走不出去，不仅影响到他自己的健康，也会弄得全家不得安宁。

妻子把医生的建议告诉了老戴，希望他去精神科看看，老戴一听勃然大怒，他大声嚷嚷，我怎么会有神经病？我是因为自己有症状要求检查，这与神经病有什么关系？我这么正常的人不可能有神经病，我是不会去的，要去你自己去，我看你是有点不正常，别人讲什么你都会相信。妻子没办法说服他，决定自己先到精神科门诊咨询一下，听听医生的意见。

妻子来到精神科门诊，把老戴的表现告诉医生，医生听完又提了些问题。医生初步判断，老戴存在一定的问题，但是具体是哪方面的问题还得他本人来。医生关照，早治疗早好，否则影响他本人的身心健康不说，也影响家人的生活质量。妻子听了，觉得不管怎么样，要想办法让老戴到医院。

女儿周末回家，妻子把这些情况告诉了她。女儿决定和老戴好好谈谈，女儿告诉他，自己现在在一个外资的大公司里实习，工作很顺利，公司已经决定把她留下，毕业后她就可以去工作。老戴很高兴，他很喜欢女儿，女儿说什么他都愿意听。女儿接着说，让他猜猜，工作后最想做的一件事是什么？老戴猜，会给他买衣服，会给他买手表，会请他们出去好好吃一顿……都不对，女儿大笑起来，我要带你们去欧洲旅游一次！从小你们对我关怀备至，供我读书，我要什么你们都会给我买。我们家经济并不富裕，但你们总是尽量满足我，现在我工作了，有钱了，我要好好报答你们，我第一个月的工资就是让你们去旅游。老戴听了很欣慰，说，过去总觉得女儿老长不大，突然间就长大了懂事了，还想到要报答他们了。老戴看着女儿笑，心里美滋滋的。

这时，女儿说，现在最让她不放心的就是老爸的身体健康，老爸现在每隔几天就出问题，经常要去医院，如果出国游玩就不方便，在国外看病很麻烦，不可能三天两头跑医院，所以老爸先把身体检查一遍，没有什么问题我们就开路。老戴说，该检查的我都检查了，没发现什么问题，本来我以为生了怪病，现在看来没什么，我都放心了，你还有什么不放心呢？女儿说，你还有一个检查没做。医生要你去精神科看看，你还没有去，对吗？老戴说，我没这个病，到那里去干什么？女儿说，医生的话肯定有道理，我也认为你没有神经病，不过看看没有坏处，这样我可以放心的带你们出去。老戴想了想，觉得女儿说的有点道理，尽管自己没有这方面的病，看看也无妨，这样就可以让女儿放心。

这几天老戴似乎很太平，妻子心里也像一块大石头落了地，已经折腾了两个多月，再下去自己也不行了。过几天等女儿安排好，就带他去精神科看看，该治疗的就治疗，这样就放心了。

这天晚上，老戴睡不着，他还是觉得自己身体不舒服。这时窗外跑来了一只猫，它在窗外大声叫，老戴回忆起来了，在乡下插队落户时曾经有一只猫每天跑到房间里偷吃他们的东西，他们认为猫是吃老鼠的，身上细菌很多，大家就想，得把这只猫打死。一天深夜，这只猫又来了，他们几个人马上把窗子关上。猫出不去就在屋子里乱跑，他们把猫包围起来，抓住它。这时猫又抓又咬，老戴不小心就被猫咬了一口，还出了点血，其他人也不同程度被猫抓伤。当时大家并不在意，过了几天，听有的同学说，旁边有个麻风病院，这个猫是他们那里的。大家都很紧张，担心猫会把麻风病传给他们。老戴被咬破了皮，情况比他们严重，心里有些恐惧紧张。他利用休息时间找了很多书看，想了解自己是否会得麻风病。那段时间大家心情都不好，他们讨论了很多次，并到麻风病医院找了医生。医生给他们做了详细解释，医生告诉他们，麻风杆菌目前在实验室里都无法培养出来，它一旦离开人体，就很难存活，只有密切接触的人才容易被感染。猫感染的可能性很小，它传染给他们的机会就更小了，所以不必担心也不用紧张。后来有的同学参军，有的同学上大学，有的同学回城，老戴也因父亲退休，自己顶替回家。时间长了，渐渐把这个事忘记了。

这天晚上，老戴想起来，这些年虽然没什么事，但是现在身体情况不好，随着年龄增加，身体抵抗力下降，这些细菌有可能一直潜伏在体内，现在它们发作了。他越想越害怕，顿时觉得全身难受，过去被猫咬过的地方又痛又痒，他再也睡不着了，叫妻子起床去医院。妻子看他紧张的样子，也只好把他送到医院。医生已经认识他了，没做什么检查，挂上一瓶盐水就离开了。医生再三关照他，应该去精神科就诊。老戴很生气，自己被麻风猫咬过，有可能感染麻风病菌，现在全身难过，被咬过的地方又痛又痒，医生竟然连问都不问。盐水没吊完他就吵着要回家，妻子不同意，让他坚持把盐水吊完再走，他生气地把针头拔掉就走了。

第二天，女儿回家听完他们昨晚的经过，哈哈大笑，说我看你是有毛病，这么多年了，要发病早就发了，过来几十年才想起来，你这样隔三差五跑医院，我怎么能带你去国外玩？这样吧，明天我们就去精神科看看，老戴心里并不愿意去，但这几次看病，医生似乎对自己有看法，每次去了就给挂点盐水给几片安定，对自己的病情一点也不重视，甚至还不理不睬。老戴开始觉得自己是否真的有神经病了，他想了想，终于同意去精神科看病。

在精神科门诊，医生非常耐心地听家属及老戴讲述，医生很认真地看了老戴所有的检查报告，说该做的检查及化验都做了，都很正常，这些报告说明了你没有什么病，身体很健康。老戴听了很高兴，但是，老戴又说自己的确感到身体不适，有时紧张，心慌气急，满头大汗，这才去医院的。他们认为我是装病，对我不理不睬，其实我是真的难受。医生说，我能理解你，相信你不是装出来的，你的病比较特殊，一般人不了解。医生又给老戴做了详细的精神检查，进行了一些量表的测试，最后告诉他，你患的是焦虑症。焦虑症是神经症的一种。

老戴一听自己是神经症，又感到紧张了。医生解释说，神经症并不可怕，它是一组表现为焦虑、抑郁、恐惧、强迫、疑病症状，或神经衰弱症状的精神障碍。本障碍有一定的人格基础，起病常受心理因素或环境因素的影响，病人本身并无躯体方面的疾病，很多人都经过了多种检查，证实了没有器质性疾病，但是病人感到痛苦无能为力，其症状与病人的现实处境不相符，病人的自我认识存在误差。多数病人不愿意就诊，怕被戴上精神病帽子，直到病情反反复复，影响了正常的生活时才引起重视前往就诊。

医生的解释让老戴的心情平静了很多。他最担心的就是变成糊里糊涂的精神病人。医生告诉他，这是两种不同的病，精神病的早期也可能会有类似症状，但是随着病情的进展，症状就会明朗。焦虑症以焦虑为主，伴有紧张、恐惧及疑病，只要能给予适当的治疗就会有好转，精神病人的治疗则相对要困难。老戴终于放心了，表示愿意接受治疗。

医生给他配了一些抗焦虑的药，要他按时吃药，同时还要每周一次接受心理治疗。老戴服药一段时间，情绪好多了，胡思乱想的情况也减少了，这时医生要求他把自己发病时及现在的情况写下来，要尽量写得详细，来就诊时带来一起分析。老戴按医生的要求，回忆了自己发病时的情况并详细地做了记录，就诊时带来了，医生和他一起讨论。很明显，他每次都是听到风就是雨，别人一说什么病，马上想到自己好像也有类似情况，心里就紧张，一紧张就出汗、心慌。从记录中，老戴好像也明白了许多，跑了十多次医院，医生不愿意理睬自己是因为自己没有病，医生很忙，再去添乱当然不高兴。原来，自己的病看错了地方，俗话说的心病还要心药医是有道理的。医生让他学会在紧张时放松自己，老戴的病逐步有了好转。

医生关照他，这个病是需要长期治疗的，当然不是要长期吃药而是要加强身心锻炼，参加一些力所能及的体育活动，同时要注意克服自己性格方面的缺陷，只要自己重视，多努力就会好的。

老戴吃了一段时间药就停了，他照医生叮嘱，积极参加体育锻炼，爬山、游泳，还当了社区志愿者，经常去看望帮助孤寡老人。他的生活比过去充实了，性格也比过去开朗了，很忙，也很开心。他的病也很少发作了。

她担心过马路

小严今年四十五岁，平时总是打扮得很漂亮。每天上班要过几条马路，每次过马路都要等好几分钟，小严是个急性子，每天等着过马路，让她感到非常头痛。上班时很紧张，担心迟到，为此一看到红灯，她就心烦意乱，心想怎么还是红灯，真是急人。虽然一直对过马路反感，但是这么多年过去了，小严也没迟到几次，一切都还很顺利。

也不知道从什么时候起，她渐渐地担心自己过不了马路。过去她急着要过马路，现在，她看到马路就很害怕，担心自己走到一半时突然一辆汽车急驶过来，自己来不及避开。太不可想象了！

每天，她很早就出门，来到过马路的地方，就等在那里。她站在横道线的一端，看着左面的车子开过，她又看着右面的车子开过，她左看右看，还是不敢过去。她就站在那里等。断断续续的，总有汽车开过，她等了很长时间，还是没过去。这时，一位买菜的老伯看到她一直站在那里，感到很奇怪。老伯观察了十多分钟，估计她是想过马路，老伯就上前问她，是要过马路吗？小严点点头，说我有点害怕。老伯说你拉着我，我把你送过去吧。可是从她家到工作单位要过两条大马路两条小马路，在老伯的关心下，只过了一条大马路。她心里很着急，还有一条大马路要过！来到马路的横道线边上，她又站在那里，左看右看，等啊等啊。这时已经七点钟了，车子越来越多，不停地从她身边疾驰而过。她越来越紧张，顾虑重重，就是不敢过去。眼看上班时间就要到了，再不过去就要迟到了，她一会儿看看表，一会儿看看来往的车子。绿灯亮了，她仍担心自己过不去，车子的速度太快，也许还没走到一半，车子就冲到自己身上……这时，一个男青年在她旁边过马路，她立刻紧跟在他身后过了马路。还有两条小马路要过，两条路都没红绿灯，幸好来往车辆少，她感到不是那么紧张，不过她还是等了很长时间才过去。从她家到单位，一刻钟的路，她竟然足足用了一个半小时。

最近，她每天六点半就出门，八点才到单位；晚上也是五点下班，要到七点钟才回到家。丈夫感到奇怪，她好像有什么事没告诉自己。每天早出晚归，回家来心事重重，唉声叹气。丈夫做好了饭菜，吃饭时她也心不在焉，问了她几次，她才说过不了马路，看到过马路就害怕。每天站在马路边，要等很长时间，一直要等没车了才敢走，所以常常耽误了时间。丈夫觉得有点不可思议，说什么时候会没有车子？就是深更半夜也有车子，那你得等到什么时候？你上班几十年了，平时喜欢逛马路，大大小小的马路过了不知有多少，怎么现在会突然过不了马路？丈夫不相信她的解释。

丈夫觉得最近半个多月她有了很大变化。过去她对丈夫很热情，话也很多，现在不太说话，晚上睡不好就起床在房间里走来走去，走到实在累了才休息。问了几次，都说是不敢过马路。丈夫想，她是不是又碰到什么人了？丈夫突然想起，小严和自己、小伟是大学同学，当时小严和小伟在谈恋爱，在大学的四年里他们相处得很好，毕业时小伟考取了国外的留学生，本来他们准备毕业后就结婚，但是小严的父母不同意，他们认为小伟出国就不要和小严结婚。小伟想放弃出国，是小严坚持要他出国。小严说，好不容易考取了，放弃太可惜，有机会出去学习对自己将来的事业有好处。小严说，你去吧，我会等你回来。临别时他们都哭了，小严含泪把小伟送上了飞机。仅仅一年时间，他们就分手了。小伟到某国后，开始几乎每天要打电话给小严，诉说他在那里艰苦的生活，吃的都是冷冻食品，一次他到超市里买东西，看到有红的辣椒绿的菠菜，他已经很久没吃到新鲜蔬菜了，就想买一点，一问价钱吓了一跳，一斤菠菜要三欧元，折合人民币就是三十多元，而他一个月的津贴就只有几百欧元。然而，半年之后，小伟的电话渐渐少了，有时一个月才打一次电话，小严很担心，以为小伟生病了，就打电话给小伟，小伟总是说工作太忙，每天很早就出门，很晚才回来，回家已是深夜，不愿意影响小严休息，所以就很少打电话了。小严信以为真，坚持每月给他打一次电话。那时的国际长途价钱很贵，小严也不计较，她只要在电话里听到他的声音知道他好好的就放心了。一个周末，小严又拿起了话筒，拨通后，那边接电话的是一个女人的声音。小严说：我找小伟，请帮我叫他听电话。那女人说，你是谁？找他干什么？小严说，我是他女朋友。那人说，他是我老公，我们已经同居几个月了，又说，隔着千山万水还什么女朋友呢，然后笑着把电话挂了。

小严终于明白了，小伟为什么很长时间不打电话来，他早把自己忘了，他有了新欢，过去的山盟海誓是那么经不起时间的考验。小严受到了很大打击，很长一段时间她都接受不了这个事实，精神几乎崩溃，无法上班，休息了好几个月。小严在家休息，情绪很差，有时哭泣，有时对母亲说，我那么信任小伟，他怎么会这样对我？我实在想不通。人活着真是没什么意义。母亲很担心，她怕女儿受不了这个打击，得了抑郁症怎么办？她给小严的几个同学打电话，希望他们来看看小严，劝劝她，让她能走出来。同学们接到电话都来了，大家一致指责小伟是个无情无义的小人。有同学还开玩笑说，在学校时我很喜欢你，可是你连看也不朝我看一眼。大家都说，要勇于面对现实，该放弃时就要毫不留情地放弃，他背叛在先，你没什么对不起他的。你年轻漂亮，喜欢你的人有的是。小严在同学们的关心下，逐步走出了阴影。

在小严最困难的这段时间里，同学小马——也就是小严现在的丈夫，几乎每天下班后都来看望小严。每到周末，他就陪小严到公园散步，讲故事让她开心。渐渐地，母亲看出小马是真心喜欢小严。母亲告诉小严，要认真对待，好好珍惜这份感情。小严当时并没心思考虑，她对爱情感到失望和悲观，甚至认为梁山伯与祝英台那样的故事纯粹是人们对纯洁爱情的一种向往，现实生活中是不可能存在的。她认为小马也是以同学的身份来关心自己，没别的意思，她不想再去爱谁，也没兴趣接受别人的爱。

小严上班以后，心情渐渐好起来。小马还是每天来接她上班送她回家。渐渐地，小严也感到小马是真心关心她，呵护她的。经过一段时间，小严接受了小马的感情，就这样，他们结婚了。

婚后他们感情一直很好，丈夫对小严关心体贴，小严怀孕时照顾得很周到，儿子出生给家里带来了很多欢乐，家里其乐融融。小严也把那些不愉快的往事忘了。她很珍惜这份迟到的爱情，她爱丈夫爱儿子爱家，她把自己的全部精力都放在这个家里，从家务到儿子的学习，她管得井井有条。

可是现在她变了，不管家务事，对人冷淡，每天晚上不停地来回走，弄得自己无法休息。到底发生了什么事？丈夫不相信小严是因为过不了马路才早出晚归，他想，是否是小伟从国外回来了，又勾起小严对他的感情？小伟是个能说会道的人，他们过去感情很深，小严是不是想回到他身边？几天来，小马也睡不着，他想得很多，但是他相信小严是个有情有义的人。最终，他还是决定跟踪小严，看看她究竟有什么事。

这天，小严很早就出门了。丈夫跟在她后面，离她有点距离。走到横道线处，她果然停住了。她左看右看，就是不过去。等了近二十分钟，绿灯亮了，车子停下，她往前走了几步又退了回来。红灯亮了，她又站在路边等。丈夫看明白了，他心里很难受。差点错怪她了，还以为她是旧情复燃，把自己和儿子给忘了。丈夫走到小严身边，拉着她的手一起过了马路，径直把小严送到单位，并关照小严，下班时等他来接她回家。这天到家，小严轻松多了，脸上有了笑容。她突然感觉到自己有了依靠,以后可以不用担心过马路了,丈夫会来接送自己。

自从有丈夫接送上下班,小严心情好多了,可是丈夫有时要出差到外地,那可怎么办?开始几次安排出差,丈夫说家里有事,领导就安排别人去。可是,一次两次可以照顾,总不能一直要照顾吧?丈夫说,万一我出差你怎么办?你还是要学会自己过马路。丈夫给她讲了很多道理,红灯停,绿灯行,看到别人走你就跟着走,别人站住不走你也不走,这样就可以了。小严说这个道理我也懂,连幼儿园的孩子都知道红灯停绿灯行,但到那时候我就是走不了,很紧张,就想有可能会碰上车子,会被撞得头破血流,甚至觉得自己肯定会被碰到,仿佛看到了自己躺在地上血流满面奄奄一息的样子,这就再也不敢走了。有时候想想,也认为只要自己小心,不会发生什么事,还会安慰自己放心走,可是一来到马路边就不行。丈夫认为,长期这样是无法正常生活的,现在是怕过马路,以后又怕什么也不知道,再说过去她一直到处跑,大小马路天天要过,家里家外的事都是她操办,从来没有怕过马路的事,他认为小严是有心理方面的疾病,应该到心理门诊看看。

丈夫带着小严来到某区精神卫生中心心理门诊。医生在做完详细的精神检查后,告诉她这是最常见的神经症之一的焦虑症,建议她适当服用一点抗焦虑药,在焦虑紧张情绪有一定缓解时配合心理治疗。医生说,每周你要按时到门诊来接受治疗。小严很紧张,担心自己会变成精神病。医生告诉她,神经症和精神分裂症是两种不同的精神疾病,神经症包括有焦虑、抑郁、恐惧、强迫、疑病、神经衰弱等精神疾病。一般神经症病人对自身状态很清楚，自知力完整或基本完整，他们对存在的症状感到痛苦和无能为力，希望能改变自身状态，能积极就诊。精神分裂症病人没有自知力，对自身状态缺乏认识，一般情况下不会主动就诊。医生鼓励她，只要配合治疗、坚持治疗，病情就会逐步好转。

小严吃了抗焦虑药，情绪有所改善，但还是不能过马路。丈夫还是每天接送她上下班。

医生给她制定了治疗方案。

第一个月，每天过马路时，丈夫陪她走三分之二的路，余下的三分之一要她自己走过去。开始几天，到马路边就不走，不管丈夫怎么劝说她就是站着不动。这时绿灯已闪烁，丈夫就把她推了过去。医生问小严，是否愿意改变自己？如果想改变自己，就必须下决心，克服一切困难坚持下去。小严说自己是想改变，就是到了马路边就心慌，就紧张，脚步跨不出去。医生告诉她，紧张时做深呼吸，做些放松训练，坚持自己走过去。医生告诉丈夫，她如果实在不能走就不要勉强，可以陪她到只有几步时让她自己走过去。于是，丈夫每次只留下两三步、三四步、四五步，渐渐增加。小严看到只有几步，而且丈夫就在自己身后，她放心了，不怕了，大着胆子走了过去。

第二个月，小严来看门诊时，医生夸奖她有了很大进步，鼓励她要坚持下去，目标是争取自己能过一半马路，又叮嘱她丈夫，要继续每天增加路程，如有难度可适当调整，对她的进步要及时给予表扬和鼓励。丈夫心领神会，在小严每次进步时都会表扬她，而且会给她带来一些惊喜，比如给她买一件她喜欢的看了好几次舍不得买的衣服。小严很感动，深深地体会到丈夫没嫌弃自己，仍像过去那样爱自己。在医生指导和丈夫的支持帮助下，小严进步很快。按照原计划，她只要能过一半马路就达标了。到第二个月结束时，她已经可以自己过马路，不过还需要丈夫跟在后面，她看到丈夫在旁边就感到放心。

医生为她制定的第三个月的治疗计划是，丈夫不再陪她过马路，只能在远处看着她，让她自己走过去。医生鼓励她说，你进步很快，只要你坚持下去，你一定能回到从前。丈夫也鼓励她，并说，我们一起努力，相信你一定会好的。小严充满了信心，她想不管怎么样，都要克服困难回归正常。头几天，小严没人陪同，仍很紧张，但她很快就放松了。她告诉自己，现在是绿灯，走在横道线上很安全，别人能过我也能过。她下决心走了过去。丈夫在远处看到，很激动，小严终于回到了原来的状态，虽然她过马路时还有点犹豫，但是她还是自己过来了。经过一段时间的训练，丈夫不再陪她，她自己能正常过马路去上班了。

经过药物治疗，配合心理治疗，小严终于回归原来的状态。她的焦虑紧张都消失了。治疗过程中，她得到了丈夫无微不至的关怀和支持，这给了她克服困难的信心。或许可以说因祸得福，他们的夫妻感情在这次治疗过程中还得到了升华。

她担心自己会动刀

小张今年四十几岁，是一个性格比较内向的人，平时话不多，和同事交往也很少。大家发现她性格黏滞，做事计较，都不太喜欢和她相处。在单位里，她独来独往，没有知心朋友。

有一次，单位分橘子给大家，每筐五十斤，每人拿一筐。可是，她没按顺序拿，而是一连打开了好几筐，挑了好久才拿走。同事们只是看着，没说话，心里却都对她有看法。有时到超市买东西，她总是精挑细选，买一盒豆腐，她要从上到下把所有的豆腐翻个遍，最后才拿一盒。买一包叉烧，一般人只看看生产日期，可是她要挑个半天，看了日期再一包一包捏一捏，最后才选一包。这是性格缺陷呢，还是小气计较？大家都觉得不可理喻。她干吗为了这点小事折腾半天？

她在单位里很孤独，她每天上班做自己的事，工作很认真，下班就回家。中午休息时，有的同事相约去逛商场，有的去做足浴，有的跳舞唱歌，只有她一个人坐在办公室看书，有年纪大点的同事也留在办公室，相互之间也无话可说。

最近，小张感到身体不舒服，走路时觉得腰部很难受，具体什么地方不舒服也说不出来，睡眠差，有时早醒，有时入睡困难，就是睡着了也是噩梦不断。小张已临近更年期，月经紊乱，有时感到心烦意乱。她曾去了几次医院，医生诊断她是更年期综合征，给几片安定，吃了几副中药，睡眠有所改善，但仍噩梦不断。

连日来，小张一直做梦。梦到自己手持菜刀在追杀别人，醒来后梦里的情节极其清晰。她感到紧张害怕，很担心自己会真的拿刀杀人。她感到奇怪，自己手无缚鸡之力，怎么可能去杀人呢？这个想法是从哪里来的？自己从来没想过要去对付别人，更不可能要去杀人。她把这个想法告诉了丈夫，丈夫感到很好笑，平时家里做饭烧菜都是他操刀，小张连菜刀都拿不好，怎么可能去杀人呢？可是几天来小张情绪一直不好，她坐立不安，紧张、焦虑，总是担心自己会拿刀杀人。丈夫说了一遍又一遍，这是不可能的，你不要胡思乱想。小张还是不能控制自己，她非常担心自己万一拿刀杀人怎么办？为了让她放心，丈夫把菜刀藏起来，每天做饭时才拿出来。但是，只要做饭就要用刀，她一看到刀，就焦虑紧张，就会想象自己拿着刀正在追赶别人，刀上还有鲜血往下滴，她甚至听到滴滴答答的声音。越想越可怕，她坐立不安，在屋子里不停地来回走动。

丈夫觉得她精神方面可能有点问题，给她讲了很多道理，一点用处也没有。丈夫决定带她去看心理门诊。

医生在听完她的述说后，给她做了体检和精神检查，告诉她得的是焦虑症，需要治疗一段时间。这个病经过治疗可以恢复得很好，不要有什么顾虑，但是，需要信心，需要坚持不懈的努力。

医生给小张制定了治疗计划，用抗焦虑药物治疗的同时，合并心理治疗。经过一段时间的药物治疗，小张的焦虑情绪得到了改善，坐立不安的现象也很少了，但是，她的担心还会出现，家里菜刀只能放在柜子里。

针对她的情况，医生让她丈夫用硬纸板做了一把刀，把这把纸做的刀放在外面让她能常常看到。她的担心明显减少了，她认为这是纸做的，没有危险，就算自己控制不住拿了它去杀人，也不会产生什么后果。不久医生让丈夫换了一把刀，这把刀也是纸板做的，但是材料非常好，看上去很逼真。小张看了也不紧张，她认为材料再好也不会伤人，并不焦虑紧张。

一个月后，医生要丈夫拿出一把真的刀——这是一把小刀，刀刃不锋利。小张见刀口很钝，没有危险，也就没感到焦虑紧张。丈夫还让她用这把小刀切菜，从不做菜的她竟然也拿起了刀切菜。她说拿着刀没有焦虑，没有担心自己会去杀人。又过了一段时间，医生要丈夫把家里的菜刀拿出来，要小张一起做菜，小张看到这把菜刀很锋利，她有些紧张，但是，她想起了医生的嘱咐，做深呼吸让自己放松，在心里不断告诫自己不用担心，自己本性善良，绝不会去杀人，何况自己没有什么敌人。丈夫也在一边鼓励她，告诉她，你的担心是多余的，你是不会这样做的。

一个多月后，小张已经能面对菜刀了。看到菜刀既不紧张焦虑，也不担心自己会拿刀去杀人。小张经过药物和心理治疗，病情有了好转。

医生对小张说，你的焦虑已经没有了，但是，你还需要做长期的心理调整。医生给出了三点建议，第一，开朗乐观。平时要多和同事交流，有事和同事一起商量解决，一个人冥思苦想是解决不了问题的，要生活在集体之中而不是集体之外。第二，宽容和理解。这一点很重要，别人有什么缺点错误，不要揪住不放，要相信他们会认识和改正，同时学会关心他人，关心集体。第三，积极参加体育锻炼，生活有规律。小张是个明事理的人，医生虽然没有说得很详细，但是，她已经明白了医生的用意。

小张想了很久，医生认为焦虑症和性格有一定关系，也许自己的不合群就是导致这个病的原因。过去一直没有意识到，总认为自己是最好的，别人都不如自己，有时看到有人工作上出了差错，自己内心还很高兴，心想你们不理睬我，我也不会提醒你们。她想到那次分水果，自己挑来挑去才拿走，其他同事都不挑就拿走了，现在才感到不应该。她问自己，怎么会那么自私呢？也许是因为这些小事，大家有看法，都不愿意和自己来往，自己只能独来独往。医生所说的要关心他人关心集体就是指的这些事吧。小张很难为情，其实自己并不是一个小气自私的人，竟然做出这些事，别人对自己有看法也就情有可原了。

小张决心要逐步改变自己。过去她上班总是八点整走进办公室，从不和别人打招呼。大家有时就说，小张从不迟到，每天正点到达。她现在七点半进办公室，把水烧上，等到上班时，大家就有开水喝了。然后，开始打扫卫生，把地板拖干净，再把每张桌子擦干净，用了二十分钟全都好了。这时同事们都来了，大家感到很奇怪，他们不相信这事是小张干的。小张笑笑说，过去都是你们做，我一直坐享其成，现在应该我来做，一方面我要锻炼身体，另一方面要还过去欠的账。大家都觉得小张变了，变得关心集体关心同事，变得勤劳了。没过多久，小张就和大家打成一片，融入到集体中了。

逢年过节，单位里分年货，小张拿了就走，再也没东挑西拣。有一次，分到后来差了一份，小张马上把自己的一份给别人。当时科长说，把自己的一份拿出来，不用小张的，但是，小张早已把年货送到了同事那里。

小张现在的生活很充实，她已没有过去那种孤独感。虽然性格难以改变，但能做的她都尽力做了。焦虑紧张离她已经很远了，她每天和丈夫一起做饭做菜，看到刀拿起刀，都觉得这就是一个工具，不会再担心自己会去杀人。

207

她不能碰冷水

她姓李，今年六十岁，家住广东某县城附近的乡下，是一个勤劳的农村妇女。她二十多岁结婚，生育了两个儿子一个女儿。她和丈夫每天早出晚归，勤奋劳作，勉强维持着一家人的生活。改革开放给他们带来了生机和希望，他们开始经商，从事一些小商品买卖，生活逐渐好起来。三个孩子从小就会帮助父母料理生意，他们渐渐长大，先后离开家走上了自己的创业之路。大儿子在上海开了一家电器商品店，从事小家电买卖；妹妹也来到上海，开了一个类似的商店，销售电器配件；小儿子在家乡的城镇里也开了一个小商品店。原本热闹的家，现在变得冷冷清清，家里只有李女士和丈夫两个人，丈夫还得照顾自己的商店，平时就是李女士独自呆在家里，李女士感到很不习惯。

孩子们每年春节都会回家看望父母。看到母亲一个人在家里很孤独很寂寞，他们都希望母亲能到他们那里休息一段时间，和儿子孙子在一起。可是李女士不太喜欢到别的地方生活，她觉得不习惯，也不方便。

她喜欢养鸡鸭，她家乡周围有河，每天一早，她就把鸡鸭赶到河边，天黑了它们自己就会回家，她听惯了它们叽叽喳喳的叫声。家里还养了几只猪，她每天给它们喂食，看着它们一天天长大，她心里就很高兴。家里还种了很多菜，有白菜花菜菠菜，真是应有尽有。所以，她不愿意离开家。

子女们很孝顺，他们买好飞机票，硬是把母亲接到上海。李女士觉得上海很热闹。每到周末，子女们轮流带她出去玩，他们给她买衣服，她嫌价钱太贵，坚持不要，他们不由分说就把钱付了。孩子们又陪她去杭州苏州旅游，很多地方都去过了，她觉得上海、杭州和苏州都很好，不过她还是喜欢自己的家。住了几个月，她就嚷着要回家，子女只好把她送回去。

　　每年，子女都要把她接出去住一段时间。

　　那年，她原本也准备来上海住几天，可是感到身体不舒服，胃口不好，不想吃东西。有时感到心慌，气喘，特别怕冷风，冷风一吹就头疼头昏。渐渐地，她碰到冷水就手痛、手麻，她就尽量少出门，尽量不碰冷水。

　　她怕被冷风吹到，已经两个多月没有出门了。儿子打电话问她什么时候去上海，她说不能去了，她现在出不了门，冷风一吹全身难过，更不能碰到冷水。儿子关照她一定要去大医院看看，检查一下是什么病，千万不要拖下去。

　　那年夏天特别热，气温都在三十五六度以上。过去这样的天气，她每天要洗几次澡，现在她不能洗了。她实在受不了，无奈之下，她拿了几条毛巾，用温水擦擦。丈夫说，你以前一直用冷水洗菜做饭，夏天还要洗冷水澡，现在怎么成这个样子？你没理由怕冷水，你慢慢试试看，你怕就不用怎么行？李女士试着用冷水洗脚，脚一碰到冷水，就感到疼痛难忍，还发麻，只好又改用热水。几天后仍感到脚发麻，且时而疼痛。

　　夏天一个人在家里很无聊，看看电视觉得没什么意思，她在窗边站着，看到楼下很多邻居在树下乘凉，微风轻轻吹着，他们有说有笑的很热闹。她想了想，决定到楼下和他们谈谈心。她来到了楼下，邻居们都说好多天没看到了，到什么地方去了？她说，最近有些不舒服，在家里休息。坐在树下，刚开始感觉空气比家里好，树荫下很凉快，可是，一会儿她就感到风吹得有点难过，尽管是微风，她还是觉得皮肤发痛，而且坐的时间一长，就感到头痛。她下来时就带了一条大围巾，她把头包了起来，邻居们都说天气这么热，你怎么还怕冷？大概是生病了，还是去医院看看吧。

已经一个多月了，还是不见好，丈夫决定陪她到医院去。医生给她做了很多检查，先是怀疑她脑子里有什么问题，做了脑电图，脑 CT，结果都没什么问题。之后又到了皮肤科、神经科，该检查的都检查了，仍然没有找到病根。最后，医生告诉她，她没有什么实质性毛病，建议她要去看看心理门诊，也许她是精神心理方面的问题。

当地没有专门的精神科。她多次去小镇上的医院看病，医生只能给她一些安定药物。这么多天了，她的状况没有改变。因为一直不见好转，她逐渐有些悲观，觉得自己怎么得了一个怪病，浑身难受又检查不出来，以后怎么办？这样活着，自己很累，还连累家人。子女们常常打电话来问长问短，他们很担心。她不能碰冷水，很多事情只得由丈夫去做，丈夫要管商店，还有管家家里的事，实在太累了。她越想越觉得活着没有什么意思，心情很不好。

邻居来看她，听说没查出病来，邻居想了想，认为是家里已过世的人附在她身上。可能那些人在阴间没钱用，只要烧点钱给他们，病就好了。李女士生长在农村，这些迷信的说法也曾经听说过。她似信非信，不过事到如今，也只能试试看。她买来各种各样的阴钱，还买了地下钱庄出的"美元""欧元"及几种"股票"，晚上在路边就把它们烧了。按照邻居的关照，她还边烧边说话。可过了几天，还是没好。邻居又说了，可能是钱不够，他们那里人多分不过来，你再烧一次可能就好了。她半信半疑，又买了一次阴钱，这次买得更多了。她希望自己的病早点好，花点钱不在意。结果，还是老样子。

邻居又说，她是被鬼给缠住了，还是请个神婆来驱赶一下吧。他们就请来了一个神婆。神婆在他们家里住了三天，每天晚上在院子里烧上一堆火。神婆手持棍子念念有词：南来的客人回去吧，北来的客人回去吧；并用棍子在空中划来划去，拿好钱，走吧，走吧。李女士听了，放心了，邻居们都在一旁看，大家一致认为这回肯定好了。他们给了神婆很多钱，还对她千恩万谢。

可好了两天，又不行了。李女士还是老样子，她心情很不好。这时儿子打电话让她到上海休养一段时间，上海医疗条件好，顺便去医院看看，不要再驱神弄鬼搞迷信活动，要相信科学。她认为自己的病好不了不想去，儿子坚持一定要来，并说医生早就让你去精神科看病，我们家那里没有，现在我已经给你联系好了，医生说，你的病应该能治疗，具体情况要你本人来才行。

儿子事先已经到某区精神卫生中心咨询过，医生听完他母亲的病史，告诉他，你母亲可能患的是神经症，并有焦虑、抑郁情绪，也有可能是抑郁症。如果是抑郁症，一定要及时就诊，万一发生意外，那就追悔莫及。但是具体情况还要她本人来，医院还

211

有很多检查。

她来到精神科心理门诊，很仔细地把自己的病情告诉了医生。医生耐心地听她讲完，看了她的各种化验单和检查单，给她做了神经系统检查。医生告诉她，她得的是神经症，主要表现有焦虑、抑郁，还有各种各样的不舒服。她碰到冷水就手痛、脚痛、发麻，一吹风就头疼等等症状，经过治疗病情都会逐步好转，但是这个病会反反复复，需要坚持长期治疗。此外，除了药物治疗，还需长期进行心理调节。李女士说，自己这个怪病，全世界也没有几个人生。医生笑了，生这个病的人可不少，我们碰到的就很多。李女士最担心的就是好不了，她说自己吃了很多药，中药西药都吃过，吃了那么多药还是没好，心情很不好。有时很烦躁，容易激动发脾气，有时想想治不好就不想活了。医生鼓励她，有勇气到我们医院来，你的病就好了一半，你好好配合治疗，相信你一定会好的。李女士说自己掉进了一个烂泥塘里，想爬出来，却越陷越深。医生说，不要紧，我们正在给你递过去一根竹竿，你只要用力拉住竹竿，就能一步一步地爬上来。

她到过很多医院，医生没有时间听她说话，有的医生随便问几句，药方就开好了。上次开什么药，这次照着开。这次医生给她看了一个多小时。儿子还揭发她搞迷信活动，又是烧钱又是驱鬼，但医生没指责她，而是告诉她要相信科学，有病就要及时就医，鼓励她好好治疗。医生给她信心和希望，她仿佛觉得自己就要爬出烂泥塘了，她很高兴碰到了知心的医生。

医生根据她的病情，制定了相应的治疗计划。她除了焦虑情绪，还伴有抑郁，有些悲观失望，对治疗缺乏信心，因此给她服用抗焦虑和抗抑郁药物，在适当的时候再给予心理治疗。

李女士很着急，她希望自己的病快点好起来，她就可以回家，家里还有很多事情等着她。医生告诉她，你的焦虑抑郁情绪在一个月以后就可以改善，其他的怕风、怕冷水等症状，会逐渐缓解。医生做了一个比较保守的估计。

李女士很认真地按时服药，积极配合医生治疗。仅仅半个月，她的情绪就有了改善。她很高兴，子女们也很高兴。医生说还要坚持治疗一段时间，李女士很愿意配合。医生告诉她的子女，要关心她，每天傍晚要陪她外出散步，她怕风也要出去，开始可以少走些路，逐步增加路程。头几天她有点害怕，担心风吹了头疼，女儿就给她头上包上一条围巾。那时是夏天，白天气温有三十五度，黄昏时气温稍低一点，走在路上，路人都朝她看，她有点难为情，就对女儿说，我还是不要围巾了，我们少走几步就回家。女儿每天坚持带她出去，慢慢地，她就不怕风了，也没头疼等症状了。医生关照，下一步就是让她能用冷水，这么热的天气，碰碰冷水没什么关系。先让她用温水，逐步用低温水，等她适应了，再改用冷水。医生说这个过程要在一个月里完成，女儿答应一定好好完成任务。

经过几个月的治疗，焦虑、抑郁基本好转，她已经能用冷水洗衣洗菜，再也没有怕风头疼等症状。李女士很高兴，她可以回家了，能回到家里能像过去那样养鸡鸭，养猪，种菜了。

李女士回来后，邻居们都来看望她，她告诉邻居们，她得的是一种心理方面的疾病，经过治疗已经恢复了。她说，这次还好有儿女的关心，他们及时带我去看病，否则我都不想活了，那种难过真是无法忍受。她还告诉邻居，有病就要及时到医院治疗，千万不能搞迷信活动，跳神弄鬼花了钱不说，还把病情给延误了。

李女士碰到类似她这样的病人，就会告诉他们到精神科心理门诊看病，她的现身说法很有效果，有的病人就是她介绍到医院看病的。

她老是发出怪声

黄女士退休后一直过着平静的生活，每天一早就和老伴到公园散步，回来路上买些蔬菜。平时家里就他们两人，子女们都已经成家，住的地方比较远，只能过年过节回来看看他们。老夫妻已经适应了这种简单平静的日子。

最近，黄女士感到胃部有些不太舒服，就到医院里看病，医生做了胃镜检查，只是有一点浅表性胃炎。医生给她配了药，说治疗一段时间就会好的，并告诉她，不要担心，没什么大问题。

但她自己感到，胃里好像有什么东西，有时像是一股气在胃里钻来钻去，钻到下腹部就感到腹胀，钻到上面，到喉咙口就会打嗝。治疗胃病的药吃了不少，她的症状却没见好转。为了查清这个毛病，老伴陪着她又到了几家医院，该做的检查都做了，还是没发现什么病根。

拖了几个月，她的病情越来越重，胃里的气出不来就从喉咙出来，她开始发出一种类似鹅叫的声音，她断断续续地叫，哦，哦，哦。老伴很着急，他想西医都看过了，都说没病，只有去看看中医了。他们很早就起床去挂专家号，一直到下午才看到，医生号脉后说她是胃鸣，给她配了几副中药。老伴想，这次可以放心了，只要她吃了药，不要叫就好了。中药吃了几副，却没有用，黄女士仍感到有股气在喉咙口，不叫不行。每次看病的挂号费是一百五十八元，专家挂号费是自己支付的，他们已经退休，每人每个月的工资只有一千多元，再说吃了药病情并没有改观，看了一个月的中医，也就不去了。

　　黄女士的叫声比过去频繁了，从断断续续地叫发展到不停地叫，都已经影响邻居休息了。黄女士自从生病后就不出门了，邻居好久没看到她，他们感到有些奇怪，住在楼下的邻居说，听到黄女士在家里学鹅叫，不知道是什么情况。住在她隔壁的邻居也说，白天没注意，晚上听得很清楚，她是在学鹅叫，特别是睡觉前，她会叫很长时间，我们听了很害怕，怎么好好的人会去学鹅叫呢？邻居们一起去问她老伴，老伴说不知道怎么搞的，她得了一种怪病，有一股气在胃里出不来，所以她要叫，让她不叫也不行。看了好几家医院，都没有用，我都急死了，不知道该怎么办。邻居们说，看了几家医院都不行，就到庙里烧点香吧，也许会好。老伴一听有道理，我怎么就没想到呢？就去庙里烧了香，该求的该拜的都弄了，可是仍然没见她好转。

　　她一直这样叫，老伴感到心慌。白天晚上这样叫，老伴无法休息，时间一长，邻居们也有意见，大家住的是老房子，隔音差，她的叫声别人听了也很难受。大家议论纷纷，有的说她中了邪，有的说她得了精神病，他们反映到居委会，居委会的小组长到家里看望她，他们来时她也顾不上打招呼，仍旧坐在椅子上，不断

215

发出怪声。居委会的人看了很同情她，他们建议她去看心理门诊，还说社区和区里的精神卫生中心有联系，明天他们陪同她去看病。

他们来到区精神卫生中心心理门诊。黄女士坐在候诊室里，她不停地发出哦哦的叫声，候诊室里的人都用奇怪的眼光看着她。她也不管别人怎么看，就是控制不住地叫着。时间一长，医生护士都被她的叫声搞得心烦意乱。有的人实在受不了，对她说，你能停一下吗？她摇摇头。

医生给她做了详细的检查，诊断她是焦虑症。医生分析，她的叫声来源于她的自我感觉，她总认为自己胃里有一股气，这股气一直出不来，在肚子里钻来钻去，所以总是想把这股气排出去，不知不觉中，她用叫声来把气排出去。但黄女士认为这股气确实存在，看了很多医生，吃了很多药就是没有用。她还说自己不想叫，这种叫声很烦人，但是控制不了，在家里不停地叫，邻居听见了也很烦，老伴被吵得心脏病复发，她是实在没办法了。

医生坚持认为，她的叫声是表象，实质上是焦虑，同时伴有抑郁，心情不好，睡眠差，虽然多次治疗，但是没有找到病根，所以拖了整整四个月。

医生给她服用抗焦虑抗抑郁药物，同时进行心理治疗。半个月后她的叫声就明显减少了，继续治疗两个月，黄女士的叫声基本消失。病情好转后，黄女士很高兴，她很有感触地说，我要是早点到精神科看病就好了，当时对精神科缺乏了解，认为到精神科看病就是疯子，他们都是打人骂人，胡言乱语，行为怪异到处惹是生非，实际上不是这个情况，现实生活中有很多人都需要到精神科看看，我现在深深体会到心理健康真的很重要。

她不停地洗手

小宁今年四十多岁，性格温和，生活平静，每天按时上下班，在单位里工作认真，回家后很勤快地做饭，洗衣，打扫卫生。她爱清洁，每天都要把家里擦得干干净净，家务事料理得井井有条。她把丈夫及儿子照顾得好好的，邻居们都夸她是贤妻良母。

丈夫和她商量，婆婆去世后，公公一直一个人生活，现在他年纪越来越大，生活上有很多不便，现在我们孩子大了，不要我们操心，我们居住条件还可以，是不是能把他接到家里一起住？这样可以照顾他，也解决了后顾之忧。小宁说，好啊，他年纪大了，一个人生活上肯定有困难，我们是该照顾他，这个周末我把房间整理好，你就把他接到家里。小宁没想太多，她认为这是理所当然的。

周末，丈夫就把父亲接来了。

小宁把公公的一日三餐安排得很好，尽量给他做一些他喜欢吃的菜。公公牙齿不好，小宁就把菜烧得酥一点。还定时给他洗衣、洗被，公公很满意。

过了没几天，小宁觉得公公在卫生间时间太长，行动太缓慢，她就去看看，发现马桶边有些小便。她想公公一定把马桶弄得很脏，等公公出来后，她就去打扫卫生间。这时候她觉得马桶老是擦不干净，擦了一次又一次，还是觉得没擦干净。她就反复擦，也不知道擦了多长时间，直到丈夫叫她做饭，她才出来。出来了不放心，重又回到卫生间，又擦了很多次。这时丈夫在外面催她，她说要把手洗干净，又一遍一遍不停地洗手，洗好了，又感到手碰到水池，又重新洗，一块肥皂用完了，还是没洗好。这时丈夫发火了，看到从来不发脾气的丈夫大发雷霆，小宁才出来做饭。

从此小宁只要看到公公上厕所出来，她就要去擦洗马桶，一遍又一遍，擦完马桶就开始洗手，一遍又一遍，直到一块肥皂洗完还不停。有时丈夫发脾气，就会把她从卫生间里拉出来。一个月过去了，小宁一看水费吓了一跳，过去每个月就是几十元，这个月水费竟然高达一百多元。丈夫说，钱多花点倒没什么，可是你这样不停地擦洗，我父亲会有想法，你是不是嫌他脏？再说你现在把大部分时间花在洗马桶洗手上，其他事情都没有时间做，你要想办法改变这个状况，否则我们没办法继续生活下去。小宁觉得很委屈，她对公公很好，他想吃什么就给他做什么，自己没嫌公公脏，就是觉得他动作慢，会把马桶弄脏，所以就想擦干净，没想到总是觉得擦不干净，手也是洗不干净。丈夫听了很生气。结婚十几年，他们感情很好，丈夫很爱她很爱儿子，从来没对她发过这么大的脾气。

他们夫妻的关系越来越紧张。过去小宁下班早，回家就开始做饭，丈夫回到家，第一件事就是到厨房里看她，然后拥抱她亲吻她。他们有说有笑地一起做饭，晚饭后一起到小区花园里散步。回家后，丈夫看书，小宁督促儿子做功课。现在这种温馨的气氛已荡然无存，丈夫一看到小宁擦马桶、洗手，就发脾气，有时他大声地吼叫，并把小宁从卫生间拉了出来。小宁也感觉到丈夫不像过去那样爱自己了，甚至晚上睡觉也不理睬她。

小宁向姐姐讲了这个事，姐姐帮她作了分析。姐姐认为小宁可能生病了。姐姐说，你一天到晚什么事不做只顾洗手擦马桶，这怎么行？家里那么多事你不管，丈夫当然对你有意见，你这么折腾，人家怎么爱你？你洗几次就可以了，不要多洗，看看你的手，已经洗得脱皮了！你一定要改掉，否则你的日子没法过下去。姐姐又说，听说精神科可以治疗这种病，我们去看看吧。

小宁来到精神科门诊，她把自己的苦恼全部告诉了医生，她说自从有了这个毛病，曾经很爱自己的丈夫对自己的态度都改变了，自己心里很难过，躲在被子里哭。小宁说，有几次我主动亲热，他把我推开了，还说，你这么折腾，我实在受不了，我没有心情。小宁说，他们夫妻感情一直很好，丈夫性要求比较多，每隔一两天就有一次性生活，现在丈夫对自己没有兴趣，可是他这方面的要求怎么满足？小宁担心丈夫会到外面寻花问柳，万一在外面传染了性病怎么办？有几次丈夫很晚才回家，不知道他在外面干什么，自己在家里总心神不定。小宁又说，自己也知道洗手只要洗几遍就可以了，但是到时候就停不了，会一直洗下去，丈夫发脾气也不管，直到丈夫把自己拉出卫生间。

经过检查，医生诊断她患的是强迫症，药物治疗的疗效不是很好，主要靠自己进行心理调节和行为治疗。小宁表示愿意配合医生进行治疗。医生给她制定了治疗方案，心理治疗为主，药物治疗为辅。

医生要小宁定一个治疗计划，第一个月每天洗手次数必须减少一次到两次，记录每天洗手的次数及心理状态，并记录自己当时的想法，比如周一洗手五次，周二应该是四次，一个月之内每天只能是四次，超过四次就要对自己进行惩罚，用一根橡皮筋套在手上用力弹自己的手，有疼痛感时提醒自己不能再洗，一定要严格遵守规则。

医生约见了小宁的丈夫，希望他能配合治疗。他欣然同意，他对医生诉苦，自从小宁有了这个病，家里每个月电费水费都很高，这还不说，她一回家什么事不做就开始擦马桶洗手。我下班比较晚，到家一看米没有洗，菜没有切，只得赶快做饭，常常到七八点钟才吃晚饭。我真是气死了，骂她打她也没用，有时只好硬把她拽出来，这个日子简直没发过！医生告诉他，这是一种病，生病就要治，冷落她、骂她是不行的，这只会加重她的病情。既然爱她，就应该关心她，和她一起分担困难，她现在非常需要你的支持和配合。医生要求丈夫像过去那样对待小宁，爱她关心她，把她当成一个病人对待，丈夫已经意识到自己有问题，表示一定会注意。

丈夫的态度有了很大改变，他对小宁说，过去是我不对，我不知道这是一种病，常常对你大吼大叫，今后我一定改，我会好好配合你治疗，我们应该共渡难关。丈夫又像过去那样关爱和体贴她，小宁的种种担心消失了，她感到轻松了许多，为了丈夫儿子，她一定要努力改变自己。

小宁在完成治疗计划的过程中得到了丈夫的帮助，小宁洗手时，他不再骂她，而是站在她身边轻声提醒她，现在是第四次了，你再洗我可要按医生说的用橡皮筋弹你啦。小宁如果再洗，他就用力弹一下，小宁很痛，但是不洗了，只是说，你真狠心，皮都弹红了。丈夫把小宁搂在怀里说，我是不得已，你已经比过去好多了，我要好好奖励你。丈夫拿出了一只做工精致的钻石戒指给她戴在手上，小宁很感动，她并不是喜欢这个东西，而是觉得丈夫没有嫌弃自己，有丈夫陪伴，她感到信心十足，一定能把这个病治好。

小宁的日记很详细，有她洗手停不了的困惑，有她洗手次数减少的喜悦，有丈夫给予的爱及支持，有医生的鼓励……很快，小宁按计划完成了一个月的治疗。

第二个月，医生要求每天洗手次数只能有三次，同时要像过去那样做些家务，最好是能做好晚饭。小宁按照医生的要求做了，头几天丈夫还感到奇怪，难道她真的好了？看到桌上放好的一盘盘菜，丈夫很兴奋，丈夫开玩笑说，我还以为是七仙女下凡了！小宁意识到，自己前些时候几乎忘记了自己是个女人，家里那么多家务事一点都不管，想想真有些不好意思。

经过治疗，小宁的症状大部分消失了，但是常常反复，一旦有什么外来因素干扰，或者情绪不好，就会出现原来的症状。医生告诉她，这是慢性病，它和很多因素有关，包括心理社会因素、环境因素，还有就是有一定的人格基础。因此这个病的治疗是有一定难度的，需要自己不断努力，让自己能适应生活环境及社会环境。医生建议她养成良好的生活习惯，按时睡觉按时起床，把自己每天的生活日程表安排得满满的，而且一旦制定了计划就要严格执行。还建议她参加一些公益活动，把自己的注意力集中在有意义的事情上，从客观上不给自己留有空余时间胡思乱想。小宁答应会照医生说的做。

因单位人事变动，小宁提前退休了，她的时间多了，就参加了社区的自愿者服务队。服务队工作很忙，要去马路边站岗，要到孤寡老人家里探望，要帮助老人做家务搞卫生，在繁忙的工作中，她的病情逐步有了好转。

小宁的病并没有完全好，但是她仍在不断努力，相信她在从事公益事业的过程中，会慢慢地改变自己。

图书在版编目 (CIP) 数据

精神科医师二十五年手记/李国华著.——上海：
文汇出版社，2014.9
ISBN 978-7-5496-1204-8

Ⅰ.①精... Ⅱ.①李... Ⅲ.①精神分裂症－诊疗②抑郁症－诊疗
③焦虑－诊疗 Ⅳ.①R749

中国版本图书馆 CIP 数据核字 (2014)第120668号

精神科医师二十五年手记

著　　者　李国华
责任编辑　朱耀华
特约编辑　甫跃辉
装帧设计　张志全

出版发行　Ｗ 文匯出版社
　　　　　上海市威海路755号
　　　　　（邮政编码200041）

照　　排　南京理工出版信息技术有限公司
印刷装订　江苏省启东市人民印刷有限公司
版　　次　2014年9月第1版
印　　次　2014年9月第1次印刷
开　　本　890×1240 1/32
字　　数　135千
印　　张　7.375
印　　数　1-2200

ISBN 978-7-5496-1204-8
定　　价　30.00元